Sociétés de Médecine de Paris, Médico-Chirurgicale
et de Médecine et de Chirurgie Pratiques.

Séance du 14 Mai 1903

Tenue par les trois sociétés réunies au Palais des Sociétés savantes

(Siège de la Société de Médecine et de Chirurgie pratiques).

LES PTOSES

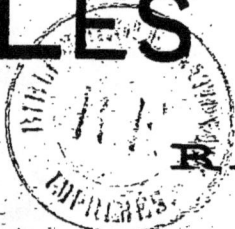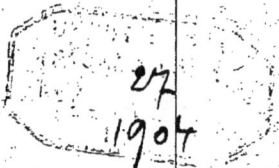

RAPPORTS

DE

MM. Frantz Glénard, Doléris et Paul Reynier.

MACON

IMPRIMERIE GÉNÉRALE X. PERROUX

—

1903

LES PTOSES

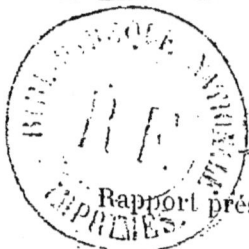

DES PTOSES

Rapport présenté par le Dr Frantz GLÉNARD.

La question des Ptoses, qui a été mise à l'ordre du jour de la quatrième réunion plénière des Sociétés de Médecine parisiennes est bien unede celles qui sont le plus dignes de solliciter l'attention des praticiens.

La maladie des Ptoses est une « maladie de tous les jours » ; sur 100 malades atteints d'une de ces affections si fréquentes que l'on classe dans les dyspepsies gastro-intestinales ou les névropathies, il en est 30 (Glénard, Einhorn, Godart-Danhieux, Stiller), dont la dyspepsie ou la névropathie est causée par la maladie des Ptoses. Contre cette dyspepsie, cette névropathie, le médecin sera impuissant s'il méconnaît la pathogénie ptosique ; il guérira ses malades s'il en fait le diagnostic.

La maladie des Ptoses est une affection digestive chronique à syndrome névropathique. Des caractères nettement tranchés la distinguent des autres maladies névropathiques ou gastro-intestinales. Elle a une symptomatologie, une pathogénie, une évolution, un traitement qui lui sont personnels. Le but de ce rapport sera de dégager et de mettre en lumière les différents chapitres de son histoire.

Définition. — On distingue sous le nom de *Ptose viscérale* ou plus simplement de *Ptose* l'état d'abaissement des organes abdominaux, sains d'ailleurs, au-dessous de leur siège normal et dans le sens de la pesanteur, par défaut de leurs moyens de suspension dans la cavité de l'abdomen.

Ma définition exclue les cas dans lesquels l'organe est malade en même temps que ptosé. Elle exclue également les cas où la Ptose est due au refoulement de haut en bas de l'organe par une tumeur ou un épanchement susjacents ; mais elle n'exclue pas les cas dans lesquels la ptose est causée par une traction de haut en bas s'exerçant au-dessous d'elle (adhérences). Sont exclus enfin par cette définition les prolapsus utérin, rectal, vésical, cardiaque (récemment décrit sous le nom de cardioptose) résultant de l'abais-

1

sement d'organes situés, soit dans le petit bassin, soit dans la cavité thoracique, et dont les relations avec les autres ptoses sont des plus inconstantes.

En revanche, appartiennent aux ptoses viscérales les ptoses du rein, du foie, de la rate, de l'estomac, de l'intestin, qu'on distingue encore sous les noms de *néphroptose, hépatoptose, splénoptose, gastroptose, entéroptose* (duodénoptose, iléoptose, coloptose), la ptose de la vésicule biliaire ou *cholécystoptose*.

Sous le nom de *splanchnoptose* est exprimée la notion de simultanéité des ptoses que la clinique a constatée par l'existence fréquente de ptoses multiples chez un même sujet.

Le terme ENTÉROPTOSE désigne non seulement le prolapsus de l'intestin, mais l'ensemble des symptômes qui accompagnent l'existence d'une ou plusieurs ptoses chez un même sujet ; en d'autres termes, l'Entéroptose désigne la « maladie des ptoses ». Cette dénomination d'Entéroptose a été choisie d'après la théorie qui explique la pluralité des ptoses, telle que l'observe la clinique, par leur solidarité, et la solidarité des ptoses, telle que l'enseigne la clinique, telle que la démontre l'anatomie, par leur subordination hiérarchique à une ptose principale, la ptose de l'intestin.

C'est ainsi, toujours d'après cette théorie, que, lorsqu'on parle de néphroptose, hépatoptose, gastroptose, il est sous-entendu qu'il s'agit d'une entéronephroptose, entérohépatoptose, entérogastroptose, etc. L'Entéroptose peut exister sans néphroptose, sans hépatoptose ; la réciproque n'est pas vraie. En ce qui concerne la gastroptose, celle-ci est toujours solidaire de l'Entéroptose et, qui dit Entéroptose, sous-entend qu'il s'agit d'entéro-gastroptose et réciproquement ; l'une ne va pas sans l'autre, en raison des connexions anatomiques de l'intestin et de l'estomac.

Citons enfin le terme *laparoptose*, peu usité, et qui doit être réservé à l'abaissement en masse d'un volumineux abdomen.

Historique. — L'abaissement d'un organe abdominal, sain d'ailleurs, par défaut de ses moyens de suspension dans la cavité de l'abdomen s'accompagne du déplacement ou ectopie et de la mobilité anormale de cet organe. La doctrine qui de ces trois caractères simultanés, ectopie, mobilité et ptose, a abstrait le caractère de ptose pour en faire le caractère dominant auquel sont subordonnés les deux autres, a été proposée en 1885 dans un travail publié à Lyon sous le titre suivant : *Application de la méthode naturelle à l'analyse des dyspepsies nerveuses. Détermination d'une espèce. De l'Entéroptose.*

Avant cette époque, seuls les caractères d'ectopie et de mobilité avaient été pris en considération. Il en résultait que, seuls, les organes relativement fixes de l'abdomen pouvaient être incriminés ; on ne connaissait par conséquent que trois ptoses : celles du rein, du foie, de la rate que l'on désignait sous les noms de rein, foie, rate, mobiles, flottants, migrateurs ; ectopie, luxation, dislocation du rein, du foie, de la rate. Des deux caractères d'ectopie et de mobilité, c'était celui de mobilité qui avait prévalu, soit en raison du signe que l'on considérait comme pathognomonique, la « mobilité manuelle », soit en raison du syndrome protéiforme, dont on croyait ne pouvoir expliquer les manifestations complexes et diffuses que par un état névropathique général, hystérique ou hypocondriaque, et la détermination névropathique que par des réflexes dûs aux tiraillements, aux frottements d'un organe sans cesse en mouvement. D'ailleurs la sensation subjective de ce mouvement perçu par le malade était considérée comme un des signes fondamentaux de la symptomatologie.

Avant 1885, le rein mobile, le foie mobile, la rate mobile, étaient interprétés comme autant de maladies distinctes et on les décrivait respectivement avec les maladies du rein, du foie, de la rate. Non seulement on ignorait que leur existence pût être simultanée chez un même malade, mais on ne concevait entre eux aucune solidarité possible ; c'étaient autant de maladies locales. Quel que fut le syndrome qui les accompagnât, c'était la mobilité de l'organe qui en était la cause. Seul était indiqué un traitement local. Ce traitement consistait à immobiliser l'organe, soit à l'aide d'un bandage approprié ; soit en le cousant à la paroi, si le bandage était insuffisant à combattre les symptômes douloureux ; soit enfin à enlever l'organe (s'il s'agissait du rein ou de la rate) ou une partie de l'organe (lobe flottant du foie), si la maladie était rebelle aux moyens précédents.

Le diagnostic des organes mobiles, basé sur la mobilité manuelle et la percussion, était une des plus grandes difficultés de la clinique. Des erreurs étaient incessamment commises, erreurs par omission, erreurs de localisation ; ces erreurs, très fréquentes pour le rein mobile, l'étaient davantage pour le foie mobile ; c'était la règle pour le lobe flottant du foie, à ce point que, dans les six cas où après laparotomie, on trouva un lobe flottant du foie, six fois c'était la croyance en une tumeur indépendante du foie qui avait dicté l'intervention opératoire (Terrier et Auvray).

La pathogénie n'admettait guère que trois causes, le traumatisme, la compression de haut en bas au-dessus de l'organe par le corset, les cordons des jupes ou, s'il s'agissait du rein mobile, le refoulement par la pression du foie, et puis enfin, une anomalie congénitale des ligaments suspenseurs, ou, pour le lobe flottant du foie, une déformation tératologique.

Quant à la fréquence des **organes mobiles**, elle était estimée pour le rein à 2 0/0 de l'ensemble des maladies. En 1885, il n'existait dans la littérature médicale, depuis 46 ans que le rein mobile était connu (Rayer 1839), que 605 cas ; 33 cas seulement avaient été relevés sur 16,000 autopsies, il n'y avait que 17 relations d'autopsie qui aient été publiées. Il est juste de dire que déjà plusieurs auteurs, et entre autres Landau, considéraient ces chiffres comme au-dessous de la réalité. Quant au foie mobile, il n'en avait été signalé que 27 cas dans le cours des vingt années qui avaient suivi sa découverte (Cantani 1865). La rate mobile fut décrite par Riolan en 1672 et, dans le cours des deux siècles qui suivirent, la littérature médicale n'en avait relevé qu'une centaine de cas. La maladie d'organe mobile était en somme fort rare, une curiosité pathologique.

A ces enseignements, la doctrine de l'Entéroptose proposa, en 1885, de substituer les suivants :

La fréquence des organes mobiles est extrême : leur proportion doit être fixée, pour le rein mobile, à 14 0/0 de l'ensemble des maladies, à 30 0/0 chez les femmes qui ont une maladie classée dans les névropathies ou les dyspepsies ; pour le foie mobile, à 32 0|0 ; (voir plus loin) ; pour la rate mobile à 1 0/0 de l'ensemble des malades.

Le diagnostic des organes mobiles est des plus simples, à la condition que, à la mobilité manuelle et à la percussion, on substitue la mobilité respiratoire appréciée par une technique spéciale de palpation.

Le caractère prédominant, est non pas l'éctopie, non pas la mobilité, c'est la ptose.

Les organes normalement mobiles de l'abdomen, comme l'estomac ou l'intestin, peuvent être ptosés aussi bien que les organes normalement fixes, comme le rein, le foie ou la rate.

Les ptoses du rein, du foie, de la rate, de l'estomac, de l'intestin sont solidaires, se rencontrent fréquemment chez un même sujet et c'est la ptose de l'intestin qui est le point de départ du processus ptosique.

Il existe un processus splanchnoptosique.

La ptose de l'intestin reconnaît deux causes, soit le traumatisme, en particulier chez la femme qui est prédisposée aux ptoses par son organisation même, par l'usage du corset, par la maternité, soit l'atonie gastrique symptomatique de certaines affections du foie.

La symptomatologie des ptoses, dans lesquelles rentrent les maladies du rein mobile, du foie mobile, de la rate mobile, et nombre de maladies attribuées, soit à l'estomac, soit à l'intestin, soit au nervosisme, est une symptomatologie essentiellement digestive.

La névropathie, qui le plus souvent enveloppe ce syndrome et en obscurcit les reliefs, est à son tour, non la cause, mais la conséquence de cette affection digestive.

La « maladie des ptoses », l'Entéroptose est une maladie générale, évoluant par périodes distinctes, comme sont distinctes les phases du processus ptosique. Elle a un traitement qui lui est spécial, c'est le traitement d'une maladie générale, à début local, soit dans le foie, soit dans l'intestin. C'est en tous cas une maladie « médicale » et non chirurgicale.

Il importe, pour rendre vraisemblables des enseignements qui bouleversent à ce point l'histoire des organes mobiles et pour en encourager l'étude, de présenter dès maintenant un rapide aperçu de la genèse de cette nouvelle doctrine et de voir quel accueil lui a été réservé depuis vingt années qu'elle est connue.

Genèse. — La doctrine de l'Entéroptose a eu pour point de départ la constatation, dans un cas de dyspepsie nerveuse où il existait un battement épigastrique causé manifestement par le pouls de l'aorte, d'une petite masse d'apparence ganglionnaire placée au-devant de ce vaisseau et verticalement mobile sur une hauteur de deux à trois centimètres. La nature de cette petite masse préaortique, qui fut retrouvée ensuite chez plusieurs malades, ne fut connue qu'après un an. C'était le côlon transverse, au moment où sa direction croise celle de l'aorte, un côlon tranverse dont le calibre était réduit à celui du pouce.

Quatre étapes marquent l'évolution qui, partant de cette dyspepsie nerveuse à côlon transverse sténosé, aboutit à l'Entéroptose : *a*) étape mésogastrique — *b*) étape ptosique — *c*) étape entéroptosique — *d*) étape hépatique.

a) La classification naturelle des symptômes de la dyspepsie nerveuse permet de distinguer une variété dans laquelle prédominent des symptômes rapportés par les malades à la région de mésogastre « entre l'estomac et le ventre » ; ces symptômes (délabrement, tiraillement, barrement, creux, vide, faiblesse, fausse faim) ne sont pas « nerveux » mais digestifs, car ils ont leur maximum d'intensité trois heures après le repas, et l'intensité varie avec la nature des aliments. Il existe une relation entre la dyspepsie mésogastrique et le côlon transverse sténosé.

b) Le côlon transverse n'est pas le seul segment de côlon qui puisse être diminué de calibre (corde colique); même « décalibration» peut être constatée sur le cœcum (boudin cœcal) et sur l'*S* iliaque (cordon sigmoïdal), par la technique de palpation qui fut ensuite réglée sous le nom de « procédé de glissement ».

La recherche des coudes du côlon dans les hypocondres fait découvrir un rein mobile nouveau, le rein mobile de l'hypocondre (par opposition au rein mobile classique, qui est le rein mobile du flanc). Il y a trois variétés de rein mobile de l'hypocondre ; ce rein mobile et ses variétés sont d'un diagnostic facile par la technique de palpation qui a été réglée sous le nom de « procédé néphroleptique ».

Les variétés du rein mobile de l'hypocondre sont les degrés de prolapsus, de ptose du rein. Le rein mobile du flanc est le degré le plus accentué de ptose.

Il existe une relation de coïncidence d'un côté entre le rein mobile et la sténose intestinale, de l'autre entre la sténose intestinale et la dyspepsie mésogastrique. C'est lorsque le rein mobile coïncide avec la corde colique que le syndrome du rein mobile présente le plus nettement les caractères de la dyspepsie mésogastrique.

c) L'application d'une ceinture chez les malades atteints de néphroptose est efficace contre les symptômes mésogastriques. Cette ceinture est d'autant plus efficace qu'elle comprime plus exactement la partie la plus déclive de l'abdomen. (Sangle pelvienne).

Si, après avoir appliqué cette ceinture, on l'enlève brusquement (épreuve de la sangle), c'est à la région du mésogastre que le malade rapporte les malaises que l'on croyait imputables à la mobilité du rein et il traduit ces malaises par une sensation de « chute du ventre ». Les mêmes symptômes que l'on rencontre chez les malades atteints de rein mobile, se retrouvent chez des sujets dont le rein est normalement fixé ; chez ces derniers, la sangle est aussi efficace que chez ceux qui ont un rein mobile.

La maladie du rein mobile n'est pas causée par la mobilité du rein, elle est causée par une autre ptose, ce n'est pas la ptose de l'utérus.

L'intestin est manifestement ptosé, la palpation le trouve au-dessous de son siège normal, en outre il est diminué de calibre et l'abdomen est détendu. Nous avons vu d'ailleurs qu'il existait un rapport de coïncidence entre le calibre de l'intestin et la variété du syndrome. Enfin la clinique apprend que les laxatifs salins quotidiens sont le meilleur remède à opposer à la dyspepsie mésogastrique. L'intestin ne peut être ptosé sans entraîner l'estomac dans sa chute. On constate l'existence de la gastroptose (gargouillement gastrique par le procédé du glissement). L'anatomie normale, l'anatomie pathologique, interrogées dans cette direction, confirment l'hypothèse posée.

La maladie du rein mobile est causée par l'Entéroptose.

d) C'est à un changement fortuit de la position du pouce, dans l'application du procédé néphroleptique, qui fit découvrir un nouveau foie mobile, une nouvelle rate mobile, coïncidant le plus souvent avec d'autres ptoses; à ce foie, à cette rate doivent être réservées les dénominations d'hépatoptose vraie, de splénoptose vraie.

Le « procédé du pouce », les notions, grâce à ce procédé, des caractères de la ptose vraie du foie et de la rate enseignent que le foie mobile classique, la rate mobile classique ne sont pas des ptoses, mais des hypertrophies du foie et de la rate, que le lobe flottant du foie est un stigmate d'hypertrophie.

Il existe une relation directe entre le calibre de l'intestin et la forme du foie.

De même que la variété de dyspepsie dans la maladie des ptoses est en rapport avec la variété de calibre de l'intestin, de même l'existence ou l'absence des symptômes douloureux paroxystiques dans ces dyspepsies est en rapport avec l'hyperesthésie ou l'indolence du foie à la pression.

Le bord inférieur du foie, dans l'hépatoptose, peut former soit une ligne droite, soit une ligne brisée : il s'agit rarement dans le premier cas d'une maladie des ptoses: l'hépatoptose à bord inférieur rectiligne est le stigmate d'une ancienne hypertrophie du foie. Dans le second cas, c'est toujours une maladie des ptoses, une Entéroptose.

C'est avec les maladies proprement dites du foie que le diagnostic différentiel de l'Entéroptose présente le plus de difficultés.

L'Entéroptose peut alterner chez un même sujet avec d'autres maladies de la nutrition d'origine hépatique.

La symptomatologie fondamentale, le traitement fondamental (à part la sangle) de la maladie des ptoses, son étiologie (à part le traumatisme) sont les mêmes que celles des maladies du foie.

L'Entéroptose est une maladie de la nutrition, d'origine hépatique et l'affection du foie qui en est la cause seconde peut avoir pour cause première, soit une des causes communes des maladies du foie, soit une dislocation traumatique de l'intestin.

En définitive la doctrine des ptoses est justifiée par quatre groupes de faits :

Une classification nouvelle des symptômes, grâce à l'application de la Méthode naturelle ;

Une série de nouveaux signes objectifs, grâce à l'application systématique de procédés spéciaux de palpation;

Un groupe de faits également nouveaux, inspirés par la connaissance des précédents, dont ils avaient à éprouver la valeur : épreuve expérimentale (épreuve de la sangle) ; épreuve anatomique (mode de suspension des viscères) ; épreuve thérapeutique (sangle, laxatifs, alcalins, régime carné).

Enfin un groupe de faits mis en lumière grâce à une nouvelle interprétation en pathologie générale (hépatisme).

Bibliographie. — J'ai hâte de dire, pour rassurer ceux que pourraient encore heurter tant d'affirmations, que tous les faits, sur lesquels la doctrine de l'Entéroptose a cru pouvoir appeler l'attention, ont été vérifiés. Dans la bibliographie consacrée à cette maladie depuis qu'elle a été déterminée, et qui, en moins de vingt ans, peut réunir plus de trois cents indications, les divers chapitres de l'Entéroptose ont tous été étudiés. L'interprétation des faits, telle qu'elle a été proposée, est généralement admise. Il y a encore beaucoup de points obscurs, il y en a moins que dans nos connaissances sur le diabète et la goutte pourtant connus, le premier, depuis plus de cent ans, la seconde de toute antiquité.

Ne pouvant citer ici tous les travaux publiés sur l'Entéroptose, je me bornerai à rappeler les auteurs qui, chacun dans son pays, ont été les premiers à présenter une étude d'ensemble de la maladie et ceux qui ont attaché leur nom à l'une ou l'autre des questions soulevées par l'Entéroptose.

En France, ce sont : Féréol, qui présenta le premier plaidoyer à Paris en faveur de l'Entéroptose ; Trastour, Bouveret, qui le premier a eu le mérite d'introduire l'Entéroptose dans un traité didactique, son traité, aujourd'hui classique, sur les maladies d'estomac ; Coutaret, Mathieu, Robin, Montcuuis, dont le livre qu'il a bien voulu soumettre à mon contrôle est l'exposé le plus complet de la question ; les leçons d'Hayem, Debove ; les thèses de Pourcelot, Kaplan, Hernette, Ducatte ; les revues générales de Longuet, Cuilleret, Lyon, etc. Ce sont, à l'étranger, Ewald, Meinert, Mann, Krez, Fleiner, Langerhans, Rosengart, Boas, Rosenheim, Riegel ; Ott, Huefschmidt, Cséri, Stiller, Kumpf, Tandler, Herzfeld ; Nothnagel, Roux (de Lausanne), Poltowicz, Mayor, Huber, Pick, Betz ; Hertz ; Einhorn, Mary Dole, Robinson ; Treub ; Trèves, Gardner ; de Sanctis, Ugolini ; Pollaco, Vranceanu ; Dupaquier.

Les faits anatomiques signalés par la doctrine de l'Entéroptose ont été discutés, ou des faits ont été apportés en faveur de cette théorie par Jonnesco, Frémont, Mauclaire et Mouchet, Cohan, Buy, Knott, Keith ; *l'anatomie pathologique*, étudiée dans les autopsies de Cuilleret, d'Astros, Poltowicz, Krez, Huefschmidt, Rosenheim, Chapotot, Trèves, Jagot, Tweedy, Hertz ; dans les *laparotomies* de Roux, Thiriar, Chaput.

De ces travaux, rapprochons ceux des auteurs qui ont adopté le mécanisme de l'Entéroptose pour interpréter certaines *occlusions intestinales* : Paquet, Chaput, Trèves ; ceux qui ont apporté des observations d'occlusion ptosique du coude droit du côlon : Bouveret, Folet ; de la couture duodenojejunale : Nicaise, Hayem, Danlos. Meyer, **Kundrath, Balster, Philippe, Garcia, Albrecht, Petit, Campenon, Baumler, Walzberg** ; du coude gauche du côlon : Adenot, Quénu, Terrier, Legueu.

La *sténose de l'intestin* et ses signes objectifs ont été plus spécialement étudiés par Obrastzow (1888), Potain (1889), Fleiner (1893), Bianchi (1894) avec son phonendoscope.

Les faits relatifs à la *fréquence du rein mobile* et au procédé néphroleptique ont été confirmés par Stiller, Guyon, Ewald, Mathieu, Récamier, Israël, Litten : les *rapports de la néphroptose et de l'Entéroptose* ont été discutés par Ewald, Kuttner, Hilbert, Mathieu, Kidd, Godart-Danieux et Veroogen, Stone, Lund, Lichty, Bazy, Keller, Brown, Guillet, Chevalier ;

La *gastroptose*, qui jusque-là avait été confondue avec la dilatation, dont on retrouve l'existence dans les expressions populaires de « *Tombure* », « *décrochement de l'estomac* », chute de la « *toile du ventre* » (Brissaud 1888), et que Kussmaul (1880) interprétait comme une dislocation verticale, a fait l'objet des recherches spéciales d'Einhorn, à qui l'on doit son diagnostic par l'éclairage stomachal, d'Heryng et Reichmann, Kuttner, Sawelieff, Lion; Roux, Poltowicz, qui les premiers ont appliqué l'insufflation à son diagnostic ; Bourget, Meinert, Bial, Sharp, Three, Stiller, Steele et Francine; elle a été étudiée dans ses rapports avec la biloculation de l'estomac par Trolard, Chabrié, Perret, Bouveret, Chapotot, Sabrazès et Lamacq, Guillemot.

L'*Hépatoptose* dans ses rapports avec l'Entéroptose a fait l'objet des recherches de Landau, Faure, Gérard-Marchant, qui fit la première hépatopexie, Godart-Danhieux, Hertz, Moscucci, Terrier et Auvray, Mathieu, Cruet.

Pour la *splénoptose*, citons, parmi les travaux où est posée la question de l'Entéroptose, ceux de Freudeberg, Faitout, Picou, Sdalweljew, Plucker, Kouwer, Runge, Rydigier, Kikow, Greiffen-Lagen, Franke.

Les *rapports de l'Entéroptose avec l'utérus* ont été étudiés par Laroyenne, Doléris, Auvard, Chéron, Pecker, Stone, Mme Soroker, Gollet, Droixhe, Batuaud ; avec la *grossesse*, par Maillart, Querneau, Monin, Nazlamof.

C'est dans les travaux de Rummo, Braun, Leusser, Rumpf qu'a été posée la question toute nouvelle de la *cardioptose* et de ses rapports avec l'Entéroptose.

Si nous passons maintenant aux relations de l'Entéroptose avec les divers syndromes, nous aurons à signaler :

Sur l'Entéroptose et la *neurasthénie*, les travaux de de Sanctis, Mathieu, Dujardin-Beaumetz, Bouveret, Grasset, Kulnef, Putnar et la plupart des ouvrages consacrés à la neurasthénie.

Sur l'Entéroptose et l'*entérite membraneuse*, les recherches de Potain, Lyon, Mérigot de Treigny, Mathieu, Obrastzow, Langenhagen, Boas, Ewald, Froussard, Isaac, Schütz. Citons également les publications de Mayor et de Galliard sur la *sigmoïdite* décrite par Mayor.

---

(1) Brissaud a pris pour épigraphe de son «Histoire des expressions populaires » le mot de La Fontaine : «Gardez-vous de rien dédaigner. »

Sur l'Entéroptose dans ses rapports avec la *chlorose*, les études de Meinert, Bruggemann, Meltzing, Buxbaum, Rostoski.

Sur les rapports de l'Entéroptose avec la *lithiase biliaire*, les recherches de Roux (de Lausanne), Godart-Danhieux, Habersohn.

Citons des observations de Chalmet, de Jalinski, sur les rapports de l'Entéroptose avec la *constipation* ; d'Oppenheimer, avec la *polyurie* ; de Grandclément avec les *troubles visuels* ; de Bonnaymé, avec les *troubles cardiaques* ; de Weil, Lyon, Ewart et Joffrey, avec les *vomissements* ; de Vires, avec les *vertiges* ; de Vène, Archambault, avec la *toux* dite nerveuse.

L'étiologie et la pathogénie de l'Entéroptose ont été étudiées dans les travaux sur la *tension abdominale* de Berdez, Wiedow, Weisker, Schatz, Sigaud, Vincent, Kelling, Schwerdt, Wolkow et Delitzine, Meltzing ; sur le *corset*, par Wyss, Chapotot, Mme Gaches-Sarraute, Hayem, Bulin ; sur l'*attitude vicieuse*, par Clozier, Motais, Lambotte, Link ; sur les *adhérences épiploïques* par Delbet, Cestan, Landerer, Jesson, Bouveret ; dans son rapport avec le *traumatisme* par Coularet, de Sanctis, Galland-Gleize.

Enfin, une *variété constitutionnelle*, *héréditaire de l'Entéroptose*, a été discutée par Tuffier, Stiller (et son signe de la dixième côte mobile), Cséri (et son signe tiré de la lordose), Lévy-Bram, Reynier, Meinert, Jung, Guillet.

Quant au *traitement* de l'Entéroptose, le régime a fait l'objet des travaux de Mathieu, Vogt ; la sangle a été étudiée par Fischer, Berger, Jayle, Kortz, Robin ; les exercices de la paroi abdominale, par Lagrange ; le massage, par Lagny, Saquet, Berne, Geoffroy ; l'électricité par Delaquerrière et Delherm ; Gunzburg a proposé la levûre de bière.

Duret, Brandt, Depage et Roufflard, Lambotte, Slenk ont proposé un *traitement chirurgical* de l'Entéroptose.

Les limites d'un rapport ne permettent pas de discuter avec l'ampleur qu'ils méritent, tous les chapitres que comporte une aussi vaste question, il faudrait pour cela l'étendue d'un traité complet sur les Ptoses. Je me bornerai donc à exposer les divers éléments de leur histoire tels qu'ils me paraissent répondre à la réalité. Le choix que vous avez fait de votre rapporteur me permet de croire que je serai pardonné d'agir ainsi.

1

ANATOMIE NORMALE. MODE DE SUSPENSION DES ORGANES ABDOMINAUX.

1° *Suspension du tube digestif*. — Les replis du péritoine et les fibres ligamenteuses qui les renforcent sont envisagés par les anatomistes comme des moyens de fixation établissant des rapports dans la situation des divers segments de l'intestin, soit entre eux, soit avec la paroi et les autres viscères. L'Entéroptose les a étudiés comme moyens de suspension pouvant jouer un rôle dans la fonction du tube digestif. Voici les propositions qui ont été formulées en 1885 :

Considéré dans son ensemble, de la bouche à l'anus, le tube digestif a une longueur dix à quinze fois plus grande que la ligne droite qui réunirait ces deux orifices; pour le répartir dans la cavité abdominale, empêcher son enchevêtrement et soutenir ce poids de plusieurs livres, la nature a relevé de distance en distance le tube digestif, à la manière des baldaquins, et a fixé les angles ainsi formés à la paroi postérieure de l'abdomen. (Pl. I.)

Les baldaquins, les anses digestives sont au nombre de six; ce sont:

L'anse gastrique, suspendue de haut en bas et de gauche à droite, son extrémité cardiaque étant au niveau de la huitième dorsale, sa pylorique au niveau de la douzième; toutes deux séparées par un intervalle correspondant à celles des deux lignes parasternales derrière lesquelles elles se trouvent.

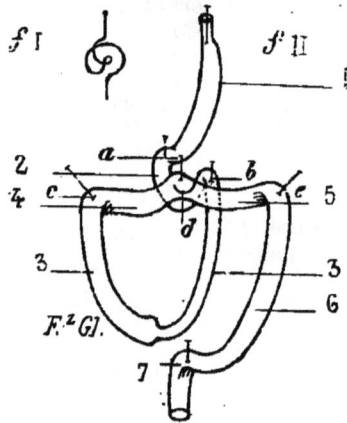

Pl. I. — Schéma du mode de suspension de l'intestin.

I. Le trajet du tube digestif, représenté par deux points d'interrogation.
II. Le tube digestif décrit 6 anses: 1, anse gastrique; 2 anse duodénale; 3, anse iléo-colique; 4, anse costo-sous-pylorique; 5, anse sous-pylori-costale; 6 anse côlo-sigmoïdale — Il y a six angles de soutènement: a, gastro-duodénal; b, duodéno-jéjunal; c, sous-costal droit; d, sous-pylorique; e, sous-costal gauche; f. sigmoïdo-rectal. (F. Glénard. 1885.)

L'anse duodénale, suspendue de droite à gauche transversalement derrière l'estomac, décrivant un fer à cheval à concavité ouverte en haut et non à gauche et ayant ses deux extrémités sensiblement à la même hauteur.

L'anse iléocolique (grêle, cæcum, côlon ascendant), suspendue de gauche à droite et dont les deux extrémités (duodénale, costale droite) sont placées également au même niveau.

L'anse colique transverse, que nous verrons relevée vers son milieu et former en réalité deux anses (costo-sous-pylorique, sous-pyloricostale), dirigée de droite à gauche, mais verticalement entre les deux dixième côte.

Enfin l'anse colosigmoïdale (côlon descendant, S iliaque) dirigée de haut en bas et de gauche à droite, de la dixième côte gauche à l'angle sacro-vertébral, où son extrémité inférieure se recourbe pour se continuer avec le rectum.

Il résulte de cette disposition *en zigzag* des anses digestives qu'il y a forcément six points de tube digestif, intermédiaires à ses divers segments, au niveau desquels l'axe forme un coude qui peut risquer, à un moment donné, de se plier à un angle très aigu, et cette déformation angulaire exagérée pourrait alors créer un obstacle à la progression des ingesta ou des sécrétions ; ce sont : l'orifice gastro-duodénal, le duodénojéjunal, le colique sous-costal droit, le colique sous-costal gauche et le sigmoïdorectal, auxquels il faut ajouter l'orifice intermédiaire aux deux demi-anses transverses que je désigne sous le nom d'orifice sous-pylorique du transverse. Tous ces orifices sauf le sigmoïdorectal sont placés sur une même ligne horizontale passant par le plan du mésogastre.

Il en résulte évidemment aussi que la partie déclive de chaque anse peut former un bas-fond, un cul-de-sac où s'accumuleront les contenta, soit par le fait de cette déclivité, soit par l'oblitération angulaire de l'orifice de sortie de l'anse, ces deux causes pouvant d'ailleurs s'engendrer l'une l'autre.

Cette première partie de la description n'a été contestée par personne; la description du duodénum en fer à cheval ouvert en haut et non, comme le disaient les anatomistes, ouvert à gauche, a été reprise par Jonnesco ; la division du colon transverse en deux parties, droite et gauche, date de ma description, suivant la remarque de Buy (1). Elle est acceptée dans les études ultérieures sur le côlon transverse de Fromont, Jonnesco, Mauclaire et Mouchet, Buy ; Le terme d'anse sigmoïdale est devenu classique. Poursuivons :

Les angles de soutènement du tube digestif, envisagés à ce point de vue que l'anneau intestinal forme en quelque sorte à leur niveau l'orifice de communication entre deux anses contiguës, se prêtent aux considérations suivantes :

L'orifice œsophagien de l'anse gastrique ne peut être oblitéré par la traction de haut en bas de l'anse gastrique.

L'orifice gastroduodénal, formé pas l'angle de soutènement qui sépare l'anse gastrique de l'anse duodénale, peut être oblitéré par le prolapsus de ces deux anses dont le bas-fond se trouve au même niveau ; ce prolapsus abaisse le foie. Le pylore ne correspond pas à l'orifice gastroduodénal (Glénard), mais se trouve placé un peu

(1) Buy. Anatomie du colon transverse, *Thèse de Toulouse 1901.*

avant lui sur la branche montante de l'anse gastrique ; il est ainsi indépendant des causes qui peuvent oblitérer l'orifice placé sous le sommet de l'angle.

L'orifice duodénojéjunal répond à l'angle de soutènement intermédiaire aux anses duodénale et iléocolique. C'est l'orifice dont le siège est le plus fixe, dont la perméabilité est par conséquent le plus menacée. Il peut être oblitéré non seulement par le prolapsus des deux anses qu'il sépare, mais par la pression (Glénard) du faisceau fibreux qui descend au-devant de lui avec la mésentérique supérieure et peut l'écraser contre la colonne vertébrale (1), car ce faisceau fibreux est le vrai ligament suspenseur du mésentère (Glénard), c'est-à-dire de tout l'intestin grêle.

L'orifice colique sous-costal droit répond au coude droit du côlon, il n'y a pas de ligament suspenseur proprement dit du coude droit du côlon (Glénard); cet angle de soutènement glisse sous le péritoine plutôt que de s'accentuer par le prolapsus des anses qu'il soutient. Cet orifice est donc fort peu exposé dans sa perméabilité.

L'orifice colique sous-costal gauche répond au coude gauche du côlon qui est maintenu à sa place par un solide ligament (ligament pleurocolique). Sa perméabilité est donc facilement compromise.

L'orifice colique sous-pylorique répond à l'angle de soutènement qui suspend le côlon transverse à l'estomac et partage cette anse volumineuse en deux anses, transverse droite et transverse gauche (Glénard). (Pl. II.)

L'épiploon, qui unit le côlon transverse à la région pylorique de l'estomac, sur une étendue de quatre centimètres de la grande courbure comptés à partir du pylore (Glénard), est invariable au point de vue de ses attaches et de ses dimensions et justifie le nom de ligament pyloricolique (Glénard).

L'existence du ligament pyloricolique explique que la perméabilité entre les deux anses du côlon transverse puisse être compromise par le prolapsus de ces anses. Il explique en outre que ce prolapsus des anses transverses puisse causer le prolapsus de l'estomac dans sa région prépylorique et par conséquent contribuer à une atrésie de l'orifice gastroduodénal.

(1) Rokitansky, dans son manuel publié en 1863, avait invoqué le mécanisme de l'occlusion duodénojéjunale par le faisceau fibreux de la mésentérique supérieure comme cause possible d'incarcération intestinal. Cette note, qui avait passé inaperçue, fut retrouvée et signalée en 1895 par Schnitzler (cité par Nothnagel, 1895). Dans l'intervalle parurent, peu après la publication de l'Entéroptose, les cas de Nicaise, Danlos (1885) ; en 1891, Kundrath, s'appuyant sur la description anatomique de l'Entéroptose, expose de nouveaux faits cliniques d'iléus duodénojéjunal artériomésentérique et, comme le faisait la théorie de l'Entéroptose, admet une forme chronique et légère d'occlusion applicable à la pathogénie de cette maladie. Albrecht, en 1899 (Thèse de Lausanne), consacre à ce sujet un important travail didactique.

Cette dernière description a été critiquée par les auteurs ; ils ont dit avec empressement : « Le ligament pyloricolique de Glénard n'existe pas. Il est inventé pour les besoins de la théorie ! s'il y a

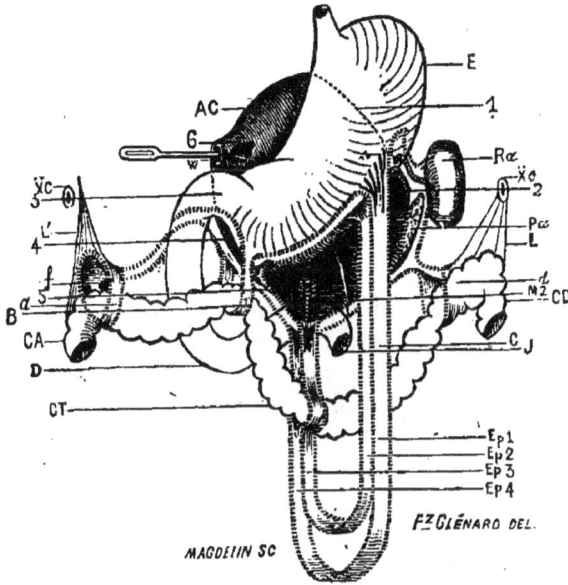

Pl. II. — Schéma (face) de la suspension du côlon transverse à l'estomac. — Coupe verticale suivant un plan transversal passant par la ligne d'insertion pariéto-viscérale (ligne de réflexion) des feuillets dispenseurs du côlon. (Le mésocôlon et le grand épiploon ont été enlevés, sauf 4 bandelettes (*a*, B, C, *d*), laissées pour montrer la disposition des feuillets du péritoine au niveau des divers points du côlon transverse.) (F. Glénard, *De l'Entéroptose*, *Lyon Médical* 1885.)

a, bandelette péritonéale réservée au niveau du coude droit ; AC, arrière-cavité de l'épiploon ; B, bandelette réservée au niveau de la grande courbure, dans son trajet prépylorique (*lig. pylori-colique*) ; C, id. vers la partie moyenne de l'estomac ; CA, côlon ascendant ; CD, côlon descendant ; CT. côlon transverse : D, bas-fond du duodénum : *d*, bandelette péritonéale réservée au niveau du coude gauche ; E, estomac ; Ep (1), Ep (2), Ep (3), Ep (4), feuillets des sacs épiploïques ; J, jéjunum, L. ligament pleuro-colique ; L', feuillet du coude droit ; *f*, réflexion, sous le coude droit du mésocôlon lombaire (vu à travers une boutonnière pratiquée au repli péritonéal) : Ms, mésentérique supérieure, née de l'aorte ; Pa, queue du pancréas entre les deux feuillets postérieurs du mésocôlon : Ra, rate ; Xc, dixième côte ; W, hiatus de Winslow ;

1, bord gauche de l'arrière-sac, derrière l'estomac ; 2, ce bord, au moment où il tombe de la grande courbure sur le mésocôlon : 3, bord droit derrière le pylore ; ce bord, au moment où sa direction, *jusque-là oblique*, devient (5) verticale et où il tombe sur le mésocôlon ; 6, fenêtre ouverte sur la cavité de l'arrière-sac.

N.-B. — Par la disposition anatomique de l'arrière-cavité des épiploons, le côlon dans sa partie sous-pylorique, est suspendu à l'estomac, et il est indépendant partout ailleurs. L'épiploon gastro-colique joue le rôle de ligament suspenseur de l'anse transverse.

quelque chose de constant dans ce ligament, c'est son absence !! (*sic*) ». Je réponds que c'est là une querelle de mots. La description qui en a été donnée, le schéma qui accompagnait cette description montrent bien qu'il ne s'agit pas d'un ligament proprement dit avec fibres ligamenteuses spéciales, mais d'un feuillet péritonéal jouant le rôle de ligament, de lien entre le côlon transverse et la région pylorique. En raison de son importance pathologique, on doit distinguer l'épiploon pyloricolique de l'épiploon gastrocolique. L'arrière-cavité de l'épiploon s'interpose partout entre l'estomac et le côlon transverse pour les rendre indépendants l'un de l'autre, sauf sur une étendue correspondant aux quatre centimètres de la grande courbure de l'estomac qui précèdent le pylore. Du reste, en acceptant la division de l'anse transverse en deux anses droite et gauche, dont le point de suspension intermédiaire est en rapport avec la portion prépylorique de l'estomac, les auteurs acceptent implicitement l'existence de connexions spéciales, à ce niveau, entre l'estomac et le côlon transverse. C'est ce qu'il importe de savoir. Toutefois, la concession qu'on peut faire, c'est que l'étendue en largeur de ces connexions prépyloricoliques est trouvée parfois, quoique rarement, réduite à trois, à deux ou même un centimètre, au lieu de quatre, d'insertion sur la partie prépylorique de la grande courbure de l'estomac, presque de suite séparé du transverse par l'interposition du sac épiploïque. L'exiguité des connexions, congénitale, peut-être acquise, expliquerait la résistance opposée à la gastroptose par certains sujets, malgré leur Entéroptose.

Pour résumer ces considérations dues à l'étude des moyens de suspension du tube gastro-intestinal, nous voyons que, en définitive, « le duodénum peut être comparé à un flacon portant deux tubulures à son extrémité supérieure : la tubulure gastroduodénale réglée par le côlon transverse (ligament pyloricolique), la tubulure duodénojéjunale, réglée par l'intestin grêle (ligament suspenseur du mésentère). »

L'estomac est à la merci de l'intestin.

Du prolapsus de l'anse duodénale (dont la concavité n'est pas soutenue) pourra résulter, outre l'atrésie des orifices gastroduodénal et duodéno-jujénal, la traction, l'élongation et l'atrésie relative du choledoque avec ses conséquences sur l'écoulement de la bile et par extension sur la fonction biliaire du foie (Glénard).

En outre des angles de soutènement, il est une autre disposition anatomique qu'on peut invoquer comme moyen de soutien de la masse gastro-intestinale, c'est la suivante, celle des « trois tabliers » (Glénard).

Les six anses digestives sont en effet disposées de telle sorte que le tube digestif ne forme que trois étages, trois tabliers (au lieu de six) ; en effet, l'anse duodénale est reléguée contre la paroi par le péritoine qui passe au-devant d'elle, tandis que l'anse transverse est placée concentriquement et au-dessous de l'anse gastrique dans le même repli de la séreuse : tablier gastrocolique, tablier iléal, tablier sigmoïdal.

Ces tabliers sont attachés en haut à la paroi postérieure et flottent librement dans l'abdomen par leur extrémité inférieure ; le tablier supérieur contient le transverse, l'estomac, la branche descendante du duodénum et la queue du pancréas ; le tablier moyen est formé par l'intestin grêle, le tablier inférieur par l'S iliaque.

Ces trois tabliers se soutiennent l'un l'autre de bas en haut; tous trois, en raison de l'obliquité de leurs lignes d'insertion, peuvent être relevés en haut et à droite, disposition importante à signaler, car elle nous explique le mieux un des modes de suspension du bord inférieur du foie, lequel, par le fait de sa direction oblique tend à tomber de haut en bas et de droite à gauche.

Enfin, il est un troisième agent de soutien de l'intestin, celui qui est le plus efficace à empêcher la traction sur les angles de soutènement, c'est la tension intra-intestinale ; celle-ci, en effet, lorsqu'elle résulte, non d'une distension gazeuse avec paralysie intestinale, mais d'une tension gazeuse maintenue par une tonicité suffisante des parois de l'intestin, a pour résultat de redresser les angles de soutènement intermédiaires aux anses digestives : de la sorte est maintenu à une certaine hauteur le bord libres des tabliers, dont les anses digestives forment pour ainsi dire l'ourlet inférieur gazeux et en même temps ces anses gazeuses allègent le poids des tabliers.

De cette description il résulte que l'agent le plus efficace de la suspension de l'intestin serait en définitive une tension intra-intestinale suffisante et par conséquent, étant donné les conditions physiologiques du tube digestif, un contentum gazeux suffisant pour que la contractilité de la paroi intestinale soit tenue en éveil, et qu'il y ait équilibre entre ces deux forces. De la sorte seraient maintenues la libre communication des anses digestives entre elles et la tension homogène des divers segments du tube digestif.

On conçoit dès maintenant que la condition la plus fâcheuse pour la suspension de l'intestin serait celle dans laquelle l'intestin serait privé de gaz et par conséquent réduit de calibre ; la contractilité des parois dont les fibres circulaires seraient à leur minimum de longueur, s'émousserait d'autant, la pesanteur spécifique de l'intestin augmenterait, les tabliers abaissés ne se soutiendraient plus l'un l'autre, les anses digestives (estomac et intestin) tireraient sur leurs angles de soutènement dont les orifices seraient oblitérés, par ces angles ils tireraient sur les organes auxquels ils sont suspendus. Ces organes mal soutenus, tirés en outre de haut en bas, s'abaisseraient ; l'estomac, le duodénum pourraient même se dilater par rétention des ingesta ; enfin à la diminution de tension et de calibre de l'intestin s'ajouterait, avec ses conséquences fâcheuses, la diminution de tension générale de l'abdomen, tension qui est nécessaire à la tonicité des viscères abdominaux, au jeu régulier du diaphragme, à la tonicité du plancher pelvien, aux actes de la vie de relation accompagnés d'effort.

2. *Suspension du rein*

Les moyens de suspension qui fixent le rein sont :

a) Le ligament rénosurrénal, qui s'oppose à l'abaissement, c'est-à-dire à la mobilité du rein ;

b) Le pédicule vasculaire, qui restreint à un arc de cercle le champ de cette mobilité ;

c) Les parois de l'espace rétropéritonéal qui limitent à un étroit segment de ce cercle l'excursion du rein.

Le rein ne peut s'abaisser que s'il y a distension ou suppression des liens qui attachent son pôle supérieur à la capsule surrénale. Aux trois premiers degrés (rein mobile de l'hypocondre) constatés par la clinique correspondent le simple diastasis, puis l'élongation, puis la rupture du ligament rénosurrénal ; au quatrième degré (rein mobile du flanc) correspond, outre cette rupture, l'élongation du pédicule vasculaire.

La disjonction rénosurrénale ne peut s'expliquer que par une pression exercée de haut en bas sur le rein et accessoirement par le défaut de soutien exercé normalement par les organes sousjacents.

La pression exercée de haut en bas ne peut être invoquée que pour le rein droit en raison de la présence du foie au-dessus de lui.

La pression du foie sur le rein ne peut s'exercer qu'à la condition que le rein soit amené d'arrière en avant au-dessous de lui, comme pourrait le réaliser une pression exercée sur la région lombaire.

Le rein ne peut être transporté d'arrière en avant sous le foie par une pression de la région lombaire que si les parois de l'espace rétropéritonéal sont distendues.

Les parois de l'espace rétropéritonéal sont distendues lorsque le péritoine prélombaire est décollé, c'est-à-dire lorsque la tension abdominale est diminuée, c'est-à-dire lorsque la masse gastro-intestinale a un volume inférieur à la capacité de l'abdomen.

La réduction relative ou absolue du contenu abdominal est une

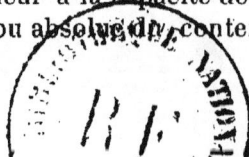

2

condition prédisposant à l'abaissement du rein par disjonction de ses connexions surrénales ; une fois celle-ci réalisée, la diminution de tension abdominale (hypotase) laisse libre jeu à l'action de la pesanteur pour que celle-ci accentue le prolapsus du rein. Cette action de la pesanteur suffirait d'ailleurs, en un laps de temps suffisant, à permettre la disjonction du lien rénosurrénal, ce qui explique la possibilité de l'abaissement du rein gauche.

3. *Suspension du foie.* — Les différentes forces qui agissent pour maintenir le foie dans sa situation normale sont, à mon avis, au nombre de trois :

A. Les connexions ligamenteuses du foie avec la paroi interne de la cavité abdominale, c'est-à-dire :

a) Les connexions postérieures (veine cave inférieure. Landau, Faure) qui ne soutiennent le foie que par son bord postérieur et seulement par la partie moyenne de ce bord.

b) Les connexions supérieures (ligament coronaire, ligaments triangulaires) qui ne soutiennent le foie que par la partie postérieure de sa face supérieure et seulement dans le tiers moyen de cette partie.

c) Les connexions antérieures du foie (ligament suspenseur) qui n'interviennent que lorsque le foie est déjà abaissé et sur le tranchant desquelles son bord inférieur s'échancre entre les deux lobes gauche et moyen, plutôt que d'être retenu par elles dans son abaissement. (Glénard).

Les connexions ligamenteuses du foie ne s'opposent ni à l'affaissement de la partie antérieure du foie, ni à la bascule de ses lobes autour d'un axe antéro-postérieur.

B. La masse gastro-intestinale.

La pression de bas en haut de la masse gastro-intestinale, pression dont la direction est réglée par la forme et par les connexions anatomiques du tube digestif (tabliers à insertion oblique descendant de gauche à droite, à redressement de bas en haut et de gauche à droite) agit comme le ferait un ressort en arc appuyé par sa convexité sur la paroi postérieure de l'abdomen et boutant, par ses extrémités placées en avant, contre la face inféro-postérieure du foie en haut, contre l'aponévrose hypogastrique de la paroi antérieure de l'abdomen en bas.

La diminution de la pression exercée par le « ressort » gastro-intestinal provoque simultanément la flaccidité de l'hypogastre et l'abaissement du bord antéro-inférieur et des extrémités latérales du foie.

Le bord antéro-inférieur et les extrémités latérales du foie sont soutenus par la masse gastro-intestinale ; celle-ci prend, il est vrai, son point d'appui sur la paroi abdominale, mais, dans le cas où le foie cesse d'être soutenu, ce n'est pas par le fait d'un déplacement de ce point d'appui, c'est par le fait d'un défaut d'application, sur ce point d'appui, de la masse gastro-intestinale (Glénard).

Des deux facteurs fondamentaux de la tension abdominale, l'un, la paroi antérieure de l'abdomen, a un rôle surtout passif, l'autre, la masse gastro-intestinale, joue le rôle actif (Glénard).

La diminution de la pression exercée par le « ressort » gastro-intestinal est due à la diminution du calibre de l'intestin ou à la diminution de la tension gazeuse intra-intestinale, très rarement à la rupture de l'aponévrose hypogastrique ou éventration, nullement à l'affaiblissement primitif de la paroi abdominale. L'hypotase abdominale est d'origine viscérale et non d'origine pariétale (Glénard).

C. La tension intra-hépatique contribue à assurer le maintien du bord antérieur du foie dans sa situation normale, si l'on en juge du moins par les effets de ses variations qui sont, lorsque la tension est augmentée, de redresser, lorsqu'elle est diminuée, d'accentuer la concavité de la face inférieure du foie, c'est-à-dire de projeter en haut et en avant, ou de laisser tomber à bas et en arrière le bord inférieur du foie (Glénard).

En résumé, les moyens de suspension du foie dans sa situation normale sont : les connexions ligamenteuses qui s'opposent à l'abaissement en masse du foie ; la masse gastro-intestinale, qui, prenant un point d'appui sur l'aponévrose hypogastrique de la paroi antérieure de l'abdomen, s'oppose à la bascule en avant et à la bascule latérale des bords du foie ; la tension intra-hépatique qui s'oppose à l'affaissement du foie sur lui-même.

Ces deux derniers facteurs semblent ne pouvoir exister l'un sans l'autre.

Il résulte de cette description des moyens de suspension du foie, que le foie ne peut être abaissé, sans être déformé, aplati, d'avant en arrière et latéralement ; et que cette déformation caractéristique de son abaissement doit se traduire, non seulement, par l'abaissement du bord supérieur du foie, mais par l'état de son bord inférieur qui ne peut être qu'abaissé, surtout dans la partie de ce bord correspondant au lobe droit, déjeté en arrière, aminci, souple et d'une mobilité anormale ; c'est seulement à ces caractères que la palpation discernera l'abaissement du foie sain et le distinguera des foies malades et abaissés.

En l'absence de ces caractères de son bord, quels que soient l'abaissement ou la mobilité du foie, il ne s'agit plus d'un foie mobile, lequel doit être sain par définition, mais bien d'une hypertrophie du foie avec mobilité, ce qui est une maladie toute différente. Dans ce dernier cas, c'est l'hypertrophie qui peut être accusée d'avoir entraîné l'abaissement du foie ; la déformation et la mobilité de ce foie abaissé sont les reliquats de son hypertrophie.

4. *Suspension de la rate.* — Les moyens de fixation de la rate, sont, comme pour le foie :

A. les connexions ligamenteuses : le ligament phrénosplénique qui est le vrai ligament suspenseur de la rate, le ligament phrénocostocolique, le ligament gastrosplénique ;

B. La masse gastro-intestinale ;

C. La tension sanguine intrasplénique.

La suspension de la rate prête aux mêmes considérations que la suspension du foie : comme le foie, son abaissement se trahit par un bord inférieur abaissé, déjeté en arrière, aminci, souple et mobile ; elle se décèle par la même technique de palpation. Elle diffère du foie, au point de vue de ptose, en ce qu'elle peut être déplacée en masse, mais alors il s'agit toujours d'une hypertrophie et c'est cette hypertrophie qui peut être accusée d'avoir abaissé et mobilisé la rate. Cette hypertrophie avec déplacement en masse et mobilité est extrêmement rare, je n'en ai vu qu'un seul cas.

De cette description anatomique, il résulte que dans leur mode de suspension, les viscères abdominaux sont solidaires les uns des autres et que cette solidarité existe par l'intermédiaire de la tension gastro-intestinale ; grâce à cette tension, qui les maintient tous à un niveau suffisamment élevé, les viscères exercent le minimum de traction sur leurs ligaments suspenseurs ; ils se soutiennent de bas en haut l'un sur l'autre, l'S iliaque soutient l'iléon, l'iléon soutient le transverse et l'estomac, le tube gastro-intestinal soutient, en les appliquant contre les parois, le rein, le foie et la rate. Que ce soutien vienne à manquer, les viscères tireront sur leurs ligaments, s'écrouleront successivement les uns sur les autres et les conséquences de cette chute seront surtout fâcheuses, tout d'abord pour le tube digestif, en particulier pour l'estomac, pour le duodénum, pour le côlon transverse, dont les fonctions ne pourront pas [ne pas être troublées, puis pour le rein, le foie, la rate, privés de leur point d'appui.

Ces conditions seront réalisées à un degré plus avancé, si en même temps que leur tension est diminuée, les intestins ont un calibre réduit ; la diminution du contentum gazeux augmentera leur poids spécifique et la pesanteur spécifique des organes les abaissera encore davantage, la pression de surcharge (Schwerdt) sera augmentée dans les parties déclives de l'abdomen.

Que s'ajoute enfin la diminution de tension sanguine intra-viscérale, alors les conditions fâcheuses existeront à leur maximum. Or vis-à-vis de cette tension sanguine intra-viscérale, les organes de l'abdomen sont encore solidaires, tout au moins dans la maladie des ptoses. C'est cette diminution de tension sanguine qui cause la diminution du calibre de l'intestin, la flaccidité du foie et de la rate, la diminution consécutive de la tension abdominale.

Alors le diaphragme, les muscles des parois abdominales, ceux du plancher pelvien auront un point d'appui insuffisant pour le mécanisme de l'effort et l'une des plaintes capitales du malade sera l'absence de force, la faiblesse.

II

Anatomie pathologique.

Les données de l'anatomie pathologique confirment pleinement les déductions tirées de l'anatomie. Rappelons-les sommairement :

Le coude gauche du côlon et le côlon descendant sont toujours à leur place dans les autopsies ; le côlon ascendant et le coude droit sont fréquemment abaissés.

Il n'est pas rare de rencontrer le transverse rétracté, mamelonné, ayant le diamètre du pouce et dirigé transversalement au niveau de la troisième lombaire avec son épiploon ramassé sous lui. On trouve cette corde colique interrompue parfois sur un ou deux points de son trajet par une volumineuse dilatation ampullaire et ces ampoules, du volume du poing, siègent surtout en amont des orifices sous-pylorique, sous-costal gauche ou enfin sigmoïdorectal.

Les auteurs qui disent n'avoir jamais trouvé cette corde non seulement sur le vivant, mais même dans les autopsies, me paraissent avoir eu bien peu de chance. Ils ont tort de nier que d'autres aient pu être plus heureux, car c'est loin d'être rare et de nombreux auteurs l'ont vérifié, soit dans les dyspepsies par la palpation, soit à l'œil nu dans les laparotomies, soit enfin dans les autopsies.

Enfin, si le sujet est maigre, avec l'abdomen excavé, on pourra trouver un côlon partout étroit depuis son coude droit jusqu'au rectum, un S iliaque ayant tout au plus la grosseur du petit doigt.

La sténose peut même commencer dès le cæcum (le cæcum a toujours au moins le volume d'un œuf) et, dans ces cas, on voit le coude droit du côlon abaissé et le cæcum déjeté en dedans. Chez ce sujet, l'intestin grêle est également vide de gaz, les ansettes sont massées les unes contre les autres et forment un paquet blotti dans le petit bassin, de telle sorte qu'on ne voit en avant des vertèbres lombaires que le mésentère, sous lequel se dessinerait le relief de l'aorte si elle était injectée, et les deux ou trois **premières** anses du jéjunum. Le ligament suspenseur du mésentère écrase l'orifice duodénojéjunal ; si on soulève le mésentère au niveau de la partie moyenne de son insertion, il donne la sensation d'une corde qui, tirée de bas en haut, soulève le mésentère et le paquet de l'intestin grêle, et, tirée de haut en bas, fait saillir en avant du duodénum et abaisse le diaphragme et par lui le foie, tellement est solide son insertion supérieure au-dessus du duodénum (Glénard 1885).

Il en résulte, de toute évidence, que, chez ce sujet, c'est-à-dire lorsque le grêle est vide, l'orifice duodénojéjunal est écrasé contre la colonne par un ligament soulevant un poids minimum de 500 grammes et que, dans ces conditions, sur le vivant, lorsque le grêle est vide de gaz et prolabé, le duodénum, pour chasser son contenu dans le jéjunum, devra soulever un poids minimum d'un demi-kilogramme. Que, à l'autopsie d'un tel sujet, on introduise le doigt dans l'orifice jéjunal du duodénum et l'on sentira le doigt serré en avant par le ligament mésentérique supérieur; si ce doigt tente de l'écarter de la colonne, on verra qu'il soulève en même temps le paquet de l'iléon. Cette pression exercée sur le doigt sera plus prononcée si l'on place le sujet dans la station assise ; dans cette station assise on verra également que la corde colique abaisse par son poids l'estomac auquel elle est suspendue et que le bas-fond du cul-de-sac duodénal atteint la troisième lombaire et tire de son côté sur les angles gastroduodénal et duodénojéjunal (Glénard 1885).

Le rein est trouvé fréquemment abaissé ; son degré de mobilité est en rapport avec son degré d'abaissement (si l'on place le sujet dans la station debout) et le degré d'abaissement, avec le degré de distension ou enfin la rupture des connexions rénosurrenales. Dans ce dernier cas le péritoine prélombaire est toujours décollé.

L'abaissement du foie et de l'estomac sont rencontrés très fréquemment dans l'autopsie des femmes ; le bord droit du foie peut atteindre, sans hypertrophie, l'épine iliaque antérieure; la grande courbure de l'estomac peut, sans qu'il y ait dilatation, atteindre l'angle sacrovertébral. Sur 40 autopsies, j'ai trouvé 2 fois seulement la dilatation vraie de l'estomac ; sur 22 sujets féminins l'estomac était 10 fois abaissé en masse et dans 2 de ces cas une aiguille enfoncée à travers l'ombilic passait au-dessus de la petite courbure, alors que d'ailleurs l'estomac devait être considéré plutôt comme petit. Alors le transverse et le duodénum sont également abaissés, les orifices sous-pylorique du côlon et gastroduodénal, qui sont des orifices d'entrée pour l'estomac et la deuxième anse transverse se trouvent donc placés au-dessous des orifices sous-costal gauche et duodénojéjunal qui sont les orifices de sortie des deux anses, et dont la situation est, avons-nous dit, invariable. Dans un cas où il y avait en même temps un rein mobile, le duodénum formait une vaste poche clapotante dont le bas-fond était au niveau du promontoire ; l'orifice duodénojéjunal était, comme toujours, à sa place. Dans des cas pareils, l'hiatus de Winslow est allongé, forme une fente verticale longue de 5 à 6 centimètres et l'on y peut faire pénétrer sans peine trois doigts juxtaposés. L'épiploon gastrohépatique est également très distendu et le canal cholédoque tiraillé et rétréci (Glénard 1885). (Pl. III.)

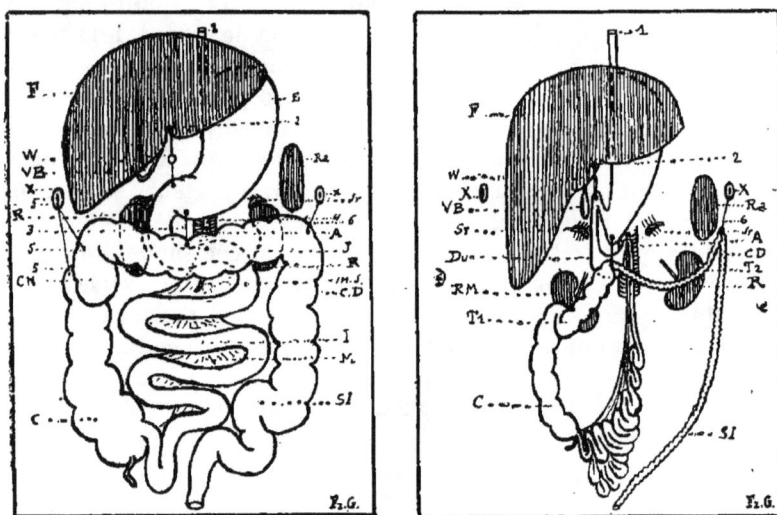

Pl. III. — Schémas comparés de l'état normal et de l'Entéroptose.

A, aorte ; C, cæcum, CD, côlon descendant ; Du, duodénum ; E, estomac ; F, foie ; I, iléon J, jéjunum ; M, mésentère ; Ra, rate ; R, rein ; RM, rein mobile ; SI, côlon sigmoïdal ; Sr, capsule surrénale ; TI, première anse transverse ; T2, deuxième anse transverse ; VB, vésicule biliaire ; W, hiatus de Winslow ; X, dixième côte.

α, œsophage ; 2, épiploon gastrohépatique ; 3, épiploon pylori-colique ; 4, ligament suspenseur du mésentère ; 5, ligament costo colique droit ; 6, ligament costo-colique gauche.

Dans certains cas de prolapsus de l'estomac, on trouve ce viscère partagé en deux loges que sépare un orifice du diamètre du doigt (dans 3 cas sur 40 autopsies), cette biloculation disparaît sans laisser de trace, par une simple insufflation (Glénard). Il est vraisemblable qu'il y a là un vice de contraction en rapport avec les troubles mécaniques et nerveux engendrés par la ptose.

La deuxième anse transverse (gauche) peut être le siège d'une

accumulation de scybales. Dans un cas le côlon était rempli de
matières dures depuis le coude droit jusqu'au rectum, la partie
déclive de l'anse atteignait le promontoire, le ligament (épiploon)
pyloricolique de son extrémité droite tirait sur la grande courbure et lui faisait décrire avec force un angle aigu ouvert en haut.
La traction de son extrémité gauche oblitérait l'orifice sous-costal
gauche. Dans trois autres cas l'angle sous-pylorique était accentué
par un autre mécanisme, par l'adhérence du grand épiploon à la
face postérieure du pubis (Glénard 1885), ce peut être encore l'adhérence de l'appendice au côlon transverse, (Dobrowitch).

Ce sont des cas pareils qui m'ont autorisé à faire rentrer les
ptoses par adhérences dans l'Entéroptose et à admettre une Entéroptose d'origine inflammatoire ; c'est à juste titre que Delbet, en
1898, a insisté de nouveau sur cette étiologie. On peut démontrer
en effet que le syndrome est le même que celui de l'Entéroptose, et
la guérison obtenue par Delbet en libérant ces adhérences, prouve
qu'il y a bien en effet lieu d'admettre cette étiologie, dans certains cas
d'Entéroptose. Pareille opération avait été suivie du même succès
dans les mains de Landerer, de Lévêque, en 1893. De ces dislocations par adhérences doivent être rapprochées pour être intégrées
dans la maladie des ptoses, par la pathogénie en quelque sorte
mécanique des troubles qu'elles provoquent, les adhérences
vicieuses qui unissent le foie ou la vésicule biliaire à l'intestin,
celles si fréquemment rencontrées qui soudent entre elles les deux
branches de la première anse transverse. Il en résulte ces formes
en U, en M, en S que l'on rencontre si souvent dans les autopsies
des femmes, que Ruysch, de Haën ont décrites, auxquelles Esquirol
attribuait la coprostase et une de ses conséquences possibles, la
Kopropsychiatrie. Ce sont ces adhérences que Virchow attribuait à
une péritonite partielle d'origine cholecystique et que j'ai incriminées comme cause des prétendues coliques hépatiques, des
prétendues crises d'incarcération du rein mobile, ou d'hydronephrose, ou de névrose du plexus sympathique rénal. ou enfin de
compression du duodénum par le rein, observées chez les sujets
atteints de rein mobile. Ces crises, j'ai proposé de les attribuer à
la conformation vicieuse de la première anse transverse, de les
désigner sous le nom de coliques hypocondriaques ou sous-hépatiques, et je me basai sur l'identité étiologique du « moment » de
l'Entéroptose et de la nephroptose, sur la date d'apparition de ces
crises après le repas, sur les symptômes locaux de l'hypocondre,
sur les bons effets d'un massage prudent au moment de la crise,
enfin, sur l'efficacité contre leur retour de traitement de l'Entéroptose et en particulier des laxatifs salins quotidiens.

Cette relation entre les adhérences vicieuses des organes et une variété de coliques simulant les coliques hépatiques calculeuses a été tout récemment admise de nouveau par Tripier et Paviot, mais ces auteurs attribuent les douleurs de la colique à la péritonite (d'origine cholécystique), tandis que je crois à l'origine plus fréquente de cette douleur dans les obstacles que la conformation vicieuse de l'intestin crée, sous l'influence d'une poussée congestive, à la progression du contenu intestinal; car il s'agit bien d'une douleur de la nature des coliques. Quant à la cause des adhérences, sans parler des adhérences postopératoires, il semble bien que la cholécystite infectieuse soit la seule qu'on puisse invoquer.

L'espace ne me permet malheureusement pas d'analyser et discuter, pour montrer dans quelles limites elles confirment les données anatomo-pathologiques qui précèdent, les autopsies qui, après les miennes, ont été pratiquées par Cuilleret, d'Astros, Sigaud, Poltowicz, Krez, Huefschmidt, Rosenheim, Chapotot, Trèves, Jagot, Tweedy, sur les sujets observés pendant la maladie qui précéda leur mort; ou encore les faits observés au cours de laparotomies par Roux, Thiriar, Chaput, etc.

De même je voudrais montrer les résultats nécropsiques qui permirent à Paquet, Chaput, Trèves, de donner une interprétation ptosique à certains cas d'occlusion intestinale; à Folet d'admettre une occlusion ptosique du coude droit du côlon ; à Nicaise, Hayem, Danlos, Meyer, Kundrath, Garcia, Albrecht, Petit, Baeumler, Watzberg, une occlusion de l'orifice duodénojéjunal par le ligament suspenseur du mésentère; à Adenot, Quénu, Terrier, Legueu, de discuter le rôle de la ptose dans l'occlusion du coude gauche du côlon.

Mais d'ailleurs, il n'est peut-être pas de maladie, comme celle des ptoses, où la vérification nécropsique soit aussi peu nécessaire. Le diagnostic est armé, pour cette maladie, en raison des signes physiques par lesquels elle se trahit, d'une technique d'exploration si précise, que cette exploration équivaut à une véritable autopsie du vivant.

III

SIGNES PHYSIQUES.

Le sujet atteint de la maladie des ptoses, à sa période d'état, — car on pense bien qu'une telle maladie ne s'installe pas d'emblée dans un organisme, avec tous ses caractères, — est amaigri, il a pu perdre de 7 à 15, 20 kilos ; son attitude est légèrement penchée en avant. Son teint est pâle, un peu plombé, légèrement subictérique au moment des malaises dyspeptiques (3 heures après le repas) et alors le sillon nasolabial tranche sur le reste de la figure par une plaque de coloration plus pâle ou plus jaune; il change de teint, dit-il, suivant le degré de fatigue ou celui de dyspepsie. Il a l'air triste, parfois abattu.

La langue est assez bonne, à peine saburrale à la base; elle est pâle, étalée, conserve les empreintes dentaires, parfois est sillonnée de crevasses antéro-postérieures.

Le pouls est petit, régulier, parfois très lent, et un simple changement d'attitude peut le faire diminuer de 10 à 20 pulsations, par exemple le passage de la station debout au décubitus dorsal, ou le faire augmenter par le passage inverse de la station dorsale à la station debout. Il est manifestement hypotendu, parfois dicrote.

L'abdomen, dans le décubitus dorsal, est flasque et plat ou en bateau, ou présente une forme de sablier avec une dépression transversale passant par l'ombilic; l'ombilic de l'entéroptosique est en partie caché par un repli de la peau qui tombe au-dessus de lui comme une paupière, suivant l'expression de Bondet. Dans la station debout il y a abaissement et voussure de l'hypogastre, dépression épigastrique.

Il est partout submat à la percussion sauf dans le flanc droit, dans la partie antérieure de l'hypocondre droit et à l'épigastre, quelquefois sous l'hypocondre gauche.

La pression, dans les diverses régions de l'abdomen, éveille le plus souvent de la sensibilité aux points suivants :

Sur une zone et deux travers de doigt à partir et au-dessus de l'ombilic; très rarement plus haut, jamais au-dessous.

A l'extrémité de la neuvième côte droite (foie et non pylore).

Dans le flanc droit (cœcum et non ovaire).

On peut provoquer un bruit de clapotement gastrique, mais seulement entre la deuxième et la septième heure après le repas de midi, ou encore entre deux et trois heures du matin; jamais à jeun; jamais au-dessous de l'ombilic (sauf complication de dilatation). Il existe le plus souvent un battement épigastrique, et ce battement que l'on perçoit n'est manifestement autre, chez l'entéroptosique, que le pouls de l'aorte abdominale anormalement accessible aux doigts.

Pour chercher les autres signes objectifs, il faut recourir à trois procédés de palpation, dont la technique est simple, dont la sûreté de diagnostic est incomparable, et dont l'emploi est indispensable pour la constatation des nouveaux signes objectifs qu'ils nous ont fait connaître.

Ces procédés et les signes qu'ils nous ont appris sont les suivants :

Procédé du glissement :
- Corde colique.
- Boudin cæcal.
- Cordon sigmoïdal.
- Gargouillement gastrique (gastroptose).

Procédé nephroleptique
- Nephroptose de l'hypocondre (I°, II°, III° degrés).
- Tumeur stercorale de la première anse transverse.
- Cholécystocèle profond.

Procédé du pouce
- Hepatoptose vraie.
- Splénoptose vraie.
- Foie déformé.
- Hypertrophie souple.
- Lobe flottant du foie.
- Localisations lobaires.
- Hyperesthésie simple du foie.
- Foie à ressaut derrière la côte.

Je ne reproduirai pas la description de ces procédés, aujourd'hui bien connus, je n'insisterai pas sur la valeur des signes dont ils ont doté la séméiologie abdominale. Il me suffira de rappeler qu'ils sont basés sur le principe nouveau de l'utilisation de la mobilité respiratoire des organes, au lieu de leur mobilité, manuelle ; sur la recherche systématique de cette mobilité, au lieu de sa recherche subordonnée à la plainte formulée par le sujet d'une sensation de tumeur mobile; et enfin sur une méthode d'investigation qui interroge systématiquement chaque région de l'abdomen. chaque organe suivant le mode de palpation qui lui est spécial, chaque type physique anormal de cet organe par la recherche délibérée du signe qui le caractérise.

L'application de ces principes a permis, non seulement de déceler des types physiques nouveaux, mais de dégager le caractère pathognomonique, qui met à l'abri des erreurs de diagnostic dont fourmillait l'histoire des organes mobiles de l'abdomen.

La technique de palpation des trois procédés a été réglée sur les enseignements combinés de la palpation, de l'anatomie et de la physiologie pathologique.

Néphroptose. — Contrairement à l'assertion classique, la respiration mobilise le rein, le rein mobile s'abaisse pendant le mouvement d'inspiration, remonte pendant le mouvement d'expiration, à condition d'être dans la zone d'influence du diaphragme (rein mobile de l'hypocondre), ou d'y être placé s'il n'y est pas (rein mobile du flanc), à condition surtout que l'on fasse donner aux mouvements respiratoires leur maximum d'amplitude.

La mobilité du rein est pathologique, on ne peut atteindre le rein à l'état normal. Tout rein dont on peut constater, par la palpation, l'abaissement sous l'influence d'un mouvement d'inspiration, quelque minime que soit l'étendue de cet abaissement, est un « rein mobile », c'est-à-dire un rein dont les moyens de fixation sont insuffisants. Je parle de la mobilité clinique.

Il y a deux variétés de rein mobile : le rein mobile de l'hypocondre (rein mobile nouveau) et le rein mobile du flanc (rein mobile classique).

La résultante des forces qui agissent sur le rein mobile, dans les conditions que nécessite son diagnostic objectif (mouvement d'inspiration, redressement du plan postérieur, réaction des moyens de fixation), a pour effet de lui imprimer un double mouvement, mouvement de translation totale et mouvement de rotation sur lui-même ou mouvement de bascule. La trajectoire, dont les degrés de néphroptose sont les étapes, a une direction diagonale de haut en bas, de dedans en dehors et d'arrière en avant. La situation initiale du rein mobile, suivant le degré de ptose qu'il a atteint, se trouve sur l'un ou l'autre des points de cette trajectoire.

Le rein mobile ne dépasse jamais, dans sa migration, la ligne médiane. Le rein mobile est indolent à la pression, à moins qu'il ne soit en même temps malade.

Le « procédé néphroleptique » est un procédé de palpation qui a pour but de « saisir au piège » le rein, lorsqu'il est mobile, par la fouille méthodique du flanc et de l'hypocondre pendant que le malade fait un mouvement de profonde respiration. La palpation classique cherche au contraire à l'« attraper au vol » (Mathieu).

La palpation néphroleptique, appliquée à la recherche du rein mobile comprend trois temps : affût, capture, échappement.

Dans le premier temps, les mains se placent à l'affût de telle sorte, à la base d'un des hypochondres, que si le rein est abaissé par un mouvement de profonde inspiration du malade, c'est-à-dire s'il est mobile, il soit obligé de descendre à portée des doigts ; dans le deuxième temps, les doigts s'efforcent de saisir le rein ; dans le troisième temps, s'ils l'ont saisi, ils pincent brusquement son pôle inférieur pour le faire échapper avec ressaut.

Le « temps d'échappement » fournit, par le ressaut spécial du rein au moment où son pôle inférieur échappe à la pression des doigts, le signe pathognomonique du rein mobile.

Le rein mobile de l'hypocondre n'est accessible à la palpation que pendant le mouvement d'inspiration, le rein mobile du flanc est accessible même à la fin du mouvement d'expiration.

Le rein mobile de l'hypocondre peut se présenter sous trois

aspects différents qui sont les trois premiers degrés de la nephroptose.

Dans le premier degré, on n'atteint avec les doigts, même à la fin de l'inspiration, que le pôle inférieur du rein sans pouvoir le retenir (diastasis rénosurrénale).

Dans le deuxième degré, on atteint et on peut retenir entre les doigts le corps du rein (ligament rénosurrénal adventice, Glénard).

Dans le troisième degré, on dépasse le rein et l'on atteint le sillon de dépression placé au-dessus de lui, et qui est le sillon du hile du rein (rupture des connexions rénosurrénales).

Le rein mobile du flanc (rein mobile classique) est le quatrième degré de la néphroptose (élongation du pédicule vasculaire). Il n'y a jamais de mesonephron. On peut constater, avec le temps, chez un même sujet, le passage du 1er au 4e degré de néphroptose.

Plusieurs auteurs réunissent en un seul les deux premiers degrés et n'admettent que trois degrés de néphroptose ; on peut, en pratique, se rallier à cette simplification, la division en quatre degrés ne semblant motivée que par la rigoureuse observation des faits objectifs.

Hépatoptose. — La percussion est une source d'erreurs, lorsqu'elle est appliquée à l'exploration du foie (sauf pour la fixation de sa limite supérieure), la palpation doit lui être substituée.

Le foie mobile classique n'est pas un foie mobile vrai, qui, par définition, doit être sain : c'est une hypertrophie du foie avec abaissement et mobilité, en général une hypertrophie bilobaire (lobes droit et moyen).

Le foie déformé, foie allongé, est le reliquat d'une hypertrophie monolobaire. Cette déformation n'est pas due au corset. La déformation causée par le corset n'abaisse pas le foie au-dessous du rebord costal, car la pression du corset s'exerce au-dessous du foie (Glénard, Faure). La situation sur la face antérieure du foie, et à une distance variable au-dessus de son bord antéro-inférieur, du sillon transversal de dépression imprimé par le rebord costal sous l'influence constrictive du corset ou des cordons, prouve que, dans le cas où existe ce sillon, le foie était préalablement abaissé, avant que s'imprimât sur son tissu le rebord costal refoulé par le corset.

Le lobe flottant du foie n'est pas un fait tératologique, c'est une hypertrophie souple monolobaire (lobe droit ou lobe moyen), en voie de régression.

Il existe, en clinique, un foie mobile vrai identique au foie mobile théorique.

Le foie mobile vrai est inaccessible au procédé classique de palpation, il n'est accessible qu'au seul « procédé du pouce », ce procédé

qui met en œuvre la mobilité respiratoire et la mobilité antéro-pos-
térieure du bord inférieur du foie. C'est à ce procédé qu'on doit la
connaissance clinique d'un foie mobile vrai.

Parmi les foies inaccessibles à tout autre procédé d'exploration
qu'au procédé du pouce, et que le procédé du pouce distingue facilement, il est deux types objectifs dans lesquels le bord inférieur
du foie revêt les caractères théoriques du foie mobile vrai, c'est-à-
dire est abaissé, aminci, souple, mobile et déjeté en arrière ; mais,
dans l'une, la ligne bord inférieur du foie est rectiligne et plus ou
moins parallèle au rebord costal, dans l'autre cette ligne est brisée
et sa moitié externe est plus ou moins perpendiculaire à ce rebord.
Le premier est un « foie à ressaut » souple, c'est un stigmate d'hypertrophie; seul le second est une hépatoptose. A ce dernier seul
peut encore convenir la désignation de foie mobile ; le syndrome
qui accompagne soit l'un, soit l'autre type, est radicalement différent, c'est avec le premier un syndrome dit arthritique, avec le second
c'est le syndrome de la maladie des ptoses.

Le « *procédé du pouce* » est un procédé de palpation du foie qui
a pour but de rechercher le bord inférieur du foie et la crête de
ce bord avec la pulpe du pouce gauche, lorsque leur perception
échappe aux modes classiques d'exploration. Il consiste, — en com-
binant, d'un côté la projection en avant du bord du foie par le
relèvement de la fosse lombaire (1er temps, main gauche) et par le
refoulement sous la face inférieure du foie de la masse intestinale
sous-jacente (IIe temps, main droite), de l'autre, avec l'abaissement du
bord du foie (IIIe temps, mouvement d'inspiration), — à « faire sauter »
le bord du foie en passant le pouce gauche sur lui d'arrière en avant
et de bas en haut (IVe temps, pouce gauche), pendant un mouvement
de profonde inspiration.

Pour l'application de ce procédé, comme du reste pour celle du
procédé néphroleptique, le médecin doit faire face au malade et
être assis sur le bord du lit où celui-ci est couché (les jambes
étendues et non fléchies).

Le signe pathognomonique est tiré de la crête du bord inférieur
du foie et de la direction plus ou moins verticale de la partie
externe de ce bord.

Le principe posé par la doctrine des ptoses de l'appellation de
foie mobile même dans les cas de simple mobilité du bord inférieur
du foie avec abaissement du bord supérieur, a été accepté, entre
autres par Landau, Terrier et Auvray, Mathieu.

Splénoptose. — La percussion est une source d'erreurs appliquée
à l'exploration de la rate. C'est, comme pour le foie, la palpation

qui doit être la méthode de choix en vertu des deux propositions suivantes, applicables du reste au foie aussi bien qu'à la rate :

Toute augmentation de volume ou de mobilité de la rate, quelque légère qu'elle soit, s'accompagne d'abaissement du bord antéro-inférieur de cet organe.

Tout abaissement du bord antéro-inférieur de la rate, quelque léger qu'il soit, peut être décelé à l'aide de la palpation par le « procédé du pouce ».

La technique de palpation est en effet la même pour la rate que pour le foie.

La rate mobile classique n'est pas une rate mobile, laquelle, par définition, doit être une rate saine, c'est une hypertrophie de la rate avec mobilité.

Il existe cliniquement une rate mobile vraie, ou splénoptose, identique à la rate mobile théorique.

La rate mobile vraie, dont la connaissance est due au « procédé du pouce », ne peut être décelée que grâce à ce procédé, elle est inaccessible à la palpation classique.

Comme l'hépatoptose, la splénoptose a pour caractère pathogno-monique de se présenter avec un bord antéro-inférieur abaissé, aminci, souple, mobile, déjeté en arrière et plus ou moins oblique par rapport au rebord costal ; ce dernier caractère la distingue de la rate à ressaut dont l'arête est parallèle au rebord costal et dont le syndrome qui l'accompagne diffère radicalement du syndrome de la splénoptose vraie. Le syndrome de la rate à ressaut est un syndrome arthritique souvent compliqué de paludisme, tandis que le syndrome de la splénoptose vraie est, dans les trois cinquièmes des cas, ceux dans lesquels il existe simultanément un rein mobile, celui de la maladie des ptoses, et, dans les deux cinquièmes, c'est un syndrome hépatique. Le syndrome de la rate hypertrophiée est radicalement différent des deux précédents par la nature alcoolique de la maladie dans les trois quarts des cas, la nature paludéenne ou infectieuse dans le dernier quart.

Entérogastroptose. — Il existe un état objectif anormal de l'intestin et de l'estomac, dans lequel le gros intestin est réduit de calibre et abaissé, l'estomac flasque et abaissé, et cet état objectif se traduit par des signes que l'on peut déceler à l'aide de la palpation ; ces signes sont, pour l'intestin, la corde colique, le boudin cæcal, le cordon sigmoïdal ; pour l'estomac, le relief de la grande et de la petite courbure et le gargouillement gastrique à la pression (Glénard 1885). Ces signes ne sont perceptibles que lorsque l'atonie et la sténose sont déjà fortement accentuées et par conséquent déjà d'ancienne date.

La technique d'exploration consiste en l'emploi d'un procédé spécial de palpation, le « procédé de glissement ».

Le « *procédé de glissement* », appliqué à la recherche d'un segment sténosé du gros intestin ou de la ptose de l'estomac comprend deux temps. Premier temps (précédé pour la palpation de l'estomac et celle du côlon transverse d'un profond mouvement d'inspiration du sujet) : déprimer à l'aide, soit du bord radial ou du bord cubital de la main, soit des extrémités juxtaposées des doigts, la paroi abdominale antérieure jusqu'à sa rencontre avec le plan osseux sous-jacent. La paroi sera déprimée suivant une ligne voisine du segment cherché et parallèle à sa direction. — Deuxième temps : faire glisser sur le plan osseux la ligne de compression parallèlement à elle-même jusqu'à ce que les doigts atteignent et franchissent le relief formé par le segment intestinal dont on soupçonne et dont on recherche la sténose, ou par la plicature des bords supérieur ou inférieur de l'estomac dont on soupçonne la ptose.

A. *Entéroptose.*

Je ne reviendrai pas sur la description bien connue de la corde colique, du boudin cæcal, du cordon sigmoïdal ; je rappellerai seulement quelques traits caractéristiques.

a) L'existence de la « corde colique » d'abord niée par quelques auteurs (Potain, Dujardin-Beaumetz, Blanc, Fromont), sa localisation intestinale, d'abord contestée (Ewald) ne sont plus aujourd'hui en discussion. Elles sont admises par tous les auteurs et en particulier Obrastzow (1888) qui a confirmé tous les détails de la première description.

Cette corde peut être rencontrée chez les sujets gras à condition qu'ils aient le ventre flasque, on la trouve surtout chez les sujets maigres. Le point le plus élevé où on la rencontre se trouve à deux centimètres au-dessus de l'ombilic, le plus bas à cinq centimètres du pubis ; le plus souvent on ne la perçoit que sur la ligne médiane ; cependant assez fréquemment, et dans ce cas elle est toujours dans le plan du mésogastre, la corde n'est pas médiane, mais latérale (demi-corde), soit à droite, soit à gauche.

Sa longueur mesure en général quatre à six travers de doigt, parfois on peut la palper sur un trajet qui s'étend d'un hypocondre à l'autre, enfin dans certains cas on la sent à droite, sans que les doigts la perdent jusqu'au cæcum en passant par le coude droit abaissé du côlon. La corde a habituellement le volume d'un doigt : plus elle est épaisse, plus elle est abaissée; dans le premier cas, sa consistance est molle, dans le second, on la perçoit encombrée de scybales. La pression légère, mais continue de la corde y provoque une fine crépitation gazeuse et une contraction, manifestée par le durcissement et la constriction de l'intestin.

La corde colique est mobile de haut en bas et de bas en haut, mais pas dans le sens latéral ; l'excursion qu'on peut lui imprimer est en général de trois travers de doigt, un au-dessus de l'ombilic, deux au-dessous. Elle s'abaisse pendant l'inspiration, remonte pendant l'expiration, mais seulement dans le cas où son siège est sus-ombilical. La corde est indolente à la pression, ce qui distingue la corde de la coloptose de la corde causée par la colite ou le spasme. Mais sa pression peut causer des sensations à distance, telles que bâillement, pandiculation, somnolence, rarement mal de cœur.

b) Le *boudin cæcal* est parfois visible à l'œil nu : il est déjeté en dedans du siège habituel du cæcum ; son diamètre ne dépasse pas deux à cinq centimètres ; il est perceptible sur une longueur de quatre à cinq travers de doigt ; le boudin cæcal offre à la pression soit, le plus souvent, une résistance élastique trahissant le contenu surtout gazeux de cette cavité et alors la tumeur est sonore ; soit une consistance pâteuse ou même dure, indiquant sa réplétion par des matières solides. Il peut avoir lorsqu'il est réduit au volume d'un doigt (chez le jeûneur Merlatti au 33ᵉ jour) la consistance d'un faisceau musculaire en relâchement.

La pression du boudin cæcal, lorsqu'il est résistant, élastique, y éveille presque toujours un bruit de borborygme fin, rarement un bruit de clapotage. Il se contracte, puis se dissipe sous l'influence de la pression, mais il se reproduit presque aussitôt après avec la même forme, la même consistance, les mêmes dimensions.

Le boudin cæcal est mobile latéralement, mais non de bas en haut.

La pression du boudin cæcal cause une légère douleur pongitive qui se dissipe lorsqu'on prolonge la pression ; lorsqu'on le déplace latéralement, les malades retrouvent la sensation de boule migratrice qu'ils avaient perçue spontanément et que, sans cette constatation le médecin ne manquerait pas d'attribuer, s'il y a en même temps un rein mobile, aux déplacements spontanés de cet organe ; la pression du cæcum peut également provoquer les sensations irradiées, entre autre une douleur dans la zone d'innervation du crural, douleur qui est à tort imputée au rein mobile, si souvent satellite du boudin cæcal. On peut enfin dans quelques cas, provoquer par la pression limitée du boudin cæcal des phénomènes hystériformes que l'on imputerait à l'ovarie, si l'on n'était prévenu de la possibilité d'une confusion.

Le boudin cæcal est un signe dont l'existence a été retrouvée par tous les auteurs et entre autres par Potain qui, en 1887, l'interprétait, à tort suivant moi, comme un symptôme de colite chronique.

c) Le *cordon sigmoïdal* dont l'existence a été contrôlée par tous les auteurs, entre autres par Potain en 1887, est couché sur la fosse iliaque gauche, dans la partie de cette fosse qui est voisine de l'arcade de Fallope, parallèlement au pli de l'aine et à deux ou trois travers de doigt de distance de ce pli, il a le volume d'une plume d'oie, on peut le percevoir sur une longueur de 8 à 10 centimètres parfois ; sa consistance est celle d'un tendon en relâchement, parfois sa dureté est comparable à celle de la plume d'oie ; il peut au contraire se présenter sous l'aspect d'un cylindre plus gros et noueux, encombré de scybales. Sa mobilité est très grande et on peut le déplacer parallèlement à lui-même sur une étendue de 4 à 6 centimètres. Il est indolent à la pression, mais il arrive que l'on puisse, comme pour le cæcum, provoquer par la pression des symptômes nerveux analogues à ceux que l'on imputerait à l'ovarie si l'on n'avait le cordon sigmoïdal sous les doigts.

B. *Gastroptose.*

Il existe une anomalie de situation de l'estomac qui consiste en l'abaissement de cet organe (gastroptose), cet abaissement est caractérisé par l'abaissement simultané de sa limite inférieure et de sa limite supérieure (Glénard). La gastroptose doit être distinguée de l'atonie ou myasthénie et de la dilatation.

Il y a lieu de décrire, parmi les signes physiques de la gastroptose, les signes indirects et les signes directs.

Les signes indirects sont tirés des organes dont le prolapsus, plus facile à déceler que celui de l'estomac, implique, par leurs connexions anatomiques avec ce viscère, son abaissement ; c'est ainsi que l'entéroptose (corde colique), parce que le côlon transverse est suspendu à l'estomac par le ligament (épiploon) pyloricolique, c'est ainsi que l'hépatoptose, parce que la région pylorique de l'estomac est suspendue au foie par l'intermédiaire du ligament (épiploon) gastrohépatique, doivent être considérés comme des signes de gastroptose.

Les signes directs de la gastroptose résultent des constatations suivantes :

1° La perception de reliefs au-devant de la colonne vertébrale, par le procédé de glissement (si le sujet est très maigre, bien entendu) : relief du pancréas, relief des plicatures inférieure et supérieure de l'estomac, relief du côlon transverse sténosé ;

2° Le bruit de gargouillement gastrique provoqué par glissement (Glénard) ; ce bruit ne peut être provoqué par la pression glissée que s'il y a une tension modérée des gaz intragastriques, formation d'un diverticulum, abaissement de la région pylorique, capacité de l'estomac plutôt réduite. Ce bruit ne peut être produit dans un estomac dilaté, il ne peut l'être que dans un estomac ptosé ; de même le bruit spontané de borborygme rythmé, qui implique une biloculation de l'estomac, causée non par le corset, comme le veulent Obraztzow, Bouveret, Chapotot, Trolard, mais par une contraction spasmodique des fibres musculaires de l'estomac (Glénard), est un signe de gastroptose et je suis d'accord à cet égard avec Clozier, Bouveret et Chapotot.

3° C'est enfin l'abaissement rendu visible de la petite courbure de l'estomac, soit par l'insufflation de l'estomac (Ewald 1890, Roux 1890, Chapotot 1892, Poltowicz 1892), soit par la gastrodiaphanoscopie (Einhorn 1889, Heryng et Reichmann 1892) ou visible sans intervention instrumentale, dans les cas où l'estomac en gastroptose très accentuée est spontanément distendu par les gaz.

Les divers signes physiques que je viens d'énumérer se groupent pour réaliser trois formes objectives : syndrome de la diminution de tension abdominale, ou mieux intragastro-intestinale (flaccidité de l'estomac, flaccidité de l'intestin) ; syndrome de la sténose intestinale ; syndrome de la splanchnoptose ; ces syndromes se succédent chez un même malade dans l'ordre où ils sont énumérés, de telle sorte que, à une première période de la maladie, il n'y a pas encore de ptose cliniquement appréciable par ses signes physiques, et, à une seconde période, pas encore de sténose (sauf celle du cæcum) qui soit cliniquement bien caractérisée.

Chacun des signes dont se composent ces syndromes du processus splanchnoptosique serait encore considéré comme l'indice d'une maladie spéciale et on les décrirait à part comme dilatation d'estomac, colite spasmodique, maladie du rein mobile, du foie mobile, de la rate mobile, etc., si on ne dégageait les caractères communs qui en font les manifestations d'un même processus, avec ses phases différentes, le processus de l'Entéroptose. La maladie des ptoses peut donc, doit donc exister, existe effectivement sans ptose cliniquement perceptible par des signes physiques, toutefois il est des caractères objectifs communs qu'on retrouve à toutes les phases du processus, et qui par conséquent sont des caractères fondamentaux, ce sont : la diminution de tension abdominale, la sensibilité à la pression du cæcum, la possibilité de délimiter le cæcum par la palpation. Ainsi l'enseigne la clinique.

IV

SYMPTÔMES FONCTIONNELS

La comparaison d'un grand nombre de malades chez lesquels la palpation systématique et méthodique de l'abdomen décèle l'existence de ptoses viscérales, montre en premier lieu l'infinie variété des formes que peut revêtir la maladie des ptoses. Ces formes dépendent du groupe de symptômes qui prédominent au moment de l'examen.

En classant les symptômes, suivant leur affinité d'après leur origine supposée, suivant leur équivalence d'après la synonymie qu'on peut surprendre chez le même malade lorsqu'il traduit un même malaise par plusieurs expressions dans le même moment ; enfin, en faisant intervenir deux caractères nouveaux, l'un tiré de l'heure des malaises après le repas, l'autre de leur relation positive ou nulle avec la qualité des aliments, on voit qu'on peut les classer de la façon suivante :

A. Symptômes localisés :

a) Maximum, longtemps après le repas. Relation avec la qualité des aliments.

Symptômes gastriques ou choméliens : douleur, aigreur, pyrosis, flatulence.

Symptômes mésogastriques : pesanteur, plénitude, délabrement, faiblesse d'estomac, barrement, talement, constriction à la gorge, tiraillement, spasmes, serrement, creux, vide, fausse faim, symptômes qui sont synonymes dans le vocabulaire des malades pour exprimer un même malaise, qu'ils placent « entre l'estomac et le ventre », c'est-à-dire au mésogastre. Ces symptômes étaient jusque-là confondus, en séméiotique, soit avec les symptômes gastriques, soit surtout avec des symptômes névropathiques.

b) Maximum, de suite après le repas. Sans relation avec la nature des aliments.

Symptômes vaporeux : bouffées, étouffements, angoisse, suffocation.

B. Symptômes non localisés :

Symptômes asthéniques : faiblesse, lassitude habituelle, faiblesse d'estomac, faiblesse des reins.

Symptômes névropathiques, d'apparence cérébrale ou spinale : insomnie, frilosité, sueurs, frissonnements, irritabilité, hypocondrie, mélancolie, impuissance, amnésie, céphalalgie, vertiges, tintements, toux, palpitation, polyurie, hypocrinie des autres sécrétions, crampes, névralgies, crises, etc.

Comme les symptômes vaporeux de cette maladie sont spéciaux à la femme et distincts de tous les autres par leur apparition de suite après le repas et dus, comme nous le verrons, au port du corset, ils ne doivent pas servir à la classification des symptômes de ptoses. Il reste donc en définitive quatre formes de cette maladie. La longue énumération des symptômes caractéristiques de chacune de ces formes peut être avantageusement remplacée par la série de diagnostics qui sont posés pour chacune d'elle, lorsqne la pathogénie ptosique est méconnue.

Une *forme gastrique*, dans laquelle le malade se plaint surtout de ses digestions gastriques. Les diagnostics portés sont ceux de dyspepsie nerveuse, dyspepsie vaporeuse, gastralgie, crampes d'estomac ; ou encore dyspepsie acide, hyderchlorhydrie, dilatation d'estomac, ou dyspepsie d'origine utérine ; leucorrhée.

Une forme mésogastrique, dans laquelle la première plainte vise surtout des sensations combinées de faiblesse et de dyspepsie dans la région épimésogastrique ; c'est encore de l'anémie, et en outre de la dyspepsie nerveuse, de la dyspepsie rhumatismale ; ou bien on incrimine des réflexes à point de départ génital, dysménorrhée, prolapsus utérin ; ou encore, comme c'est la forme dans laquelle existent des crises douloureuses, les coliques mésogastriques, ce que j'ai appelé les coliques sous-hépatiques, les coliques prélithiasiques, c'est la lithiase biliaire qui est soupçonnée. A côté de la forme mésogastrique on peut donc admettre une *forme pseudo-lithiasique*.

Une *forme asthénique*, où le symptôme faiblesse préoccupe surtout le malade ; on l'attribue à de l'anémie, de la névropathie, ou encore à une affection utérine.

Une *forme névropathique*. Ici le malade se plaint d'une foule de symptômes, dont l'ubiquité ne s'explique que par une névrose essentielle. Parmi ces symptômes, le premier dont il se plaint est tantôt la dépression psychique, tantôt l'insomnie, tantôt la cardiopathie, la faiblesse, la perte de la mémoire, l'irritabilité, ou enfin l'amaigrissement. Cet amaigrissement peut être tel (15 à 20 kilos) et s'accompagner en même temps de tels troubles de la nutrition, qu'il en résulte un état cachectique. Sous cette *forme cachectique*, on discute le diagnostic de tuberculose, de cancer, pour aboutir, lorsqu'il y a prescription, à celui de cachexie nerveuse.

Notons enfin une *forme silencieuse*, dans laquelle les ptoses ne se trahissent par aucun symptôme fonctionnel, ou du moins dans laquelle les troubles fonctionnels sont si discrets qu'il faut les chercher pour les trouver. C'est une forme de début ou une forme « compensée ».

Une seconde constatation résulte de l'étude synthétique des symptômes des ptoses, c'est la suivante : les variétés innombrables de cette affection sont moins encore le fait des individus que de la cause, de la date d'ancienneté de la maladie et des aggressions thérapeutiques qu'elle a subies avant d'être reconnue comme Entéroptose. En outre, la comparaison des malades suivant le degré de gravité de leur état, met en lumière cet autre fait que la forme la plus grave ne diffère de celle qui est encore à peine ébauchée que par une différence d'intensité, de gravité, de retentissement des mêmes symptômes fondamentaux, en rapport avec les phases du processus pathogénique de la maladie.

Or les symptômes fondamentaux peuvent être dégagés des diverses formes de la maladie des ptoses, d'après des caractères qui doivent être recherchés systématiquement par le médecin. Ces caractères sont tirés de l'état des grandes fonctions de la vie végétative : état des forces, état de digestions, état du sommeil, état des sécrétions intestinales.

Les symptômes les plus constants de l'Entéroptose sous toutes ses formes sont les suivants :

Faiblesse générale, « faiblesse d'estomac », « faiblesse des reins », lassitude habituelle ; soulagement des malaises par le décubitus dorsal ou la station assise, par une sangle hypogastrique ; aggravation par la station immobile, debout ou à genoux.

Constipation, parfois alternant avec la diarrhée; aggravée par les purgatifs ; combattue efficacement par les laxatifs quotidiens.

Insomnie, avec prédominance entre 2 et 4 heures du matin ; aggravée par les hypnotiques, combattue efficacement par le régime, les laxatifs.

Dyspepsie gastrique, avec localisation prédominante au mésogastre, maximum à 3 heures du soir; aggravée par les vins, les acides, les crudités, les graisses, le lait, les féculents, les repas trop espacés, par le lavage de l'estomac ; soulagée par un régime d'œufs à la coque et de viandes grillées, par la fréquence des repas, par les laxatifs quotidiens, par le bicarbonate de soude, par le décubitus dorsal ; ajoutons-y la *conservation de l'appétit*, qui est vraiment caractéristique. Ces caractères de la dyspepsie, cette conservation de l'appétit sont des signes que depuis on considère comme symptomatique de l'hyperchlorhydrie. Bouveret, Hubert, Stiller, Einhorn, ont noté en effet, la grande prédominance des cas d'hyperchlorhydrie dans l'Entéroptose, à moins qu'il n'y ait une affection gastrique antérieure ou une complication. La sécrétion est souvent normale (Bouveret), rarement anachlorhydrique (Huber).

Il se trouve ainsi que le syndrome fondamental de l'entéroptosique est avant tout un syndrome digestif ; ce syndrome serait souvent méconnu à travers les symptômes névropathiques dont se plaint le malade, si le médecin ne dirigeait son interrogatoire dans ce sens, et s'il ne tenait spécialement compte des caractères que j'ai tirés de la nature de l'alimentation, et surtout de l'heure des malaises. Ces malaises, dont l'éclosion ou l'exacerbation périodique

(3 heures du soir, 2 heures du matin) sont liées à la périodicité des actes de la nutrition peuvent revêtir une forme toute différente de celle des symptômes digestifs : c'est leur heure qui trahit leur caractère digestif. Chez tel malade on remarquera que le malaise de 3 heures du soir ou 2 heures du matin est une sensation de fièvre ou de froid, ou une angoisse, ou un excès de tristesse, de faiblesse, d'hypocondrie : l'heure suffit pour que l'appareil digestif soit incriminé et doive être interrogé.

Quant aux autres symptômes, ils sont tous une conséquence des symptômes fondamentaux.

Enfin, et ce qui confirme la subordination hiérarchique des symptômes, on vérifiera que les formes de la maladie correspondent à des phases, à des périodes d'un processus en évolution.

La maladie Entéroptose se déroule en effet en *trois périodes*, dans les cas où son évolution est complète, n'est entravée ni par la médication convenable, ni par les efforts propres de l'organisme.

Ces trois périodes doivent être désignées, et je les place dans leur ordre de succession, par les termes de *période gastrique, période mésogastrique, période neurasthénique.* Or, c'est surtout par le degré de perturbation des grandes fonctions, dont j'ai tiré les symptômes subjectifs fondamentaux et caractéristiques [de la maladie, que se distinguent ces trois périodes. Les « septénaires » de l'Entéroptose se comptent par années, au minimum par semestres.

Dans la *première période,* le malade ne se soigne pas, mange de tout, mais éprouve, soit de la somnolence et du gonflement, soit, un peu plus tard, du pyrosis et des aigreurs après ses repas ; le sommeil est interrompu pendant quelques minutes seulement à 2 heures du matin ; le malade a le plus souvent une selle un peu diarrhéique de suite après son premier repas, il se sent moins fort. Il n'est pas encore entéroptosique : c'est la *période de l'atonie gastrique.* C'est l'atonie gastrique qui fournit le signe le plus saillant de la diminution de tension intragastro-intestinale, à cette période.

Dans la *deuxième période,* le malade se plaint de délabrement, fausse faim, creux, vide, pendant la troisième heure qui suit les repas ; il s'est, de lui-même, sevré des corps gras, farineux, acides, crudités, du lait, du vin ; il reste éveillé pendant 2 ou 3 heures à partir de 2 heures du matin ; la constipation est habituelle, parfois interrompue par des débâcles ; le malade se plaint d'être toujours las, surtout au lever et vers 3 heures du soir : c'est la *période de la gastroptose.* C'est la gastroptose qui fournit à cette période, le trouble fonctionnel le plus saillant des ptoses.

Dans la *troisième période*, le malade se plaint d'une faiblesse extrême, sort à peine de chez lui, où il garde la chaise longue ; il présente les symptômes nerveux les plus variés, cérébraux, spinaux, lympathiques, dans le domaine psychique aussi bien que dans le domaine physique. Le malade a maigri de 15 à 20 kilos ; il ne se nourrit plus, il s'est jeté dans la diète lactée, les purées, les bouillons, les repas les plus invraisemblables ; il se plaint de pesanteurs ou de crampes d'estomac et souffre à peu près constamment ; il se laisse mourir de faim pour échapper à ces malaises, l'insomnie est presque complète ; la constipation est invincible, c'est à peine si les lavements quotidiens amènent de temps en temps quelques scybales grisâtres, glaireuses ou pseudomembraneuses : c'est la *période de l'entérosténose*. C'est la période à laquelle on se résout à accepter que la pathogénie nerveuse de la maladie en son ensemble soit subordonnée à une pathogénie gastro-intestinale, la pathogénie gastrique à une pathogénie intestinale, la pathogénie intestinale à une pathogénie hépathique.

Or, il ne s'agit chez tous ces entéroptosiques que de la même entéroptose : les symptômes subjectifs, les signes physiques, l'étiologie, l'épreuve thérapeutique en donnent la preuve surabondante et ce sont des malades incurables qu'on guérit en les interprétant comme des malades par Entéroptose.

Il n'est pas un des symptômes précédemment énumérés dont on ne serait tenté de faire le signe capital d'une maladie locale ou d'une névrose, si l'on n'était prévenu qu'il existe une maladie générale, la maladie des ptoses dans laquelle il n'est qu'un signe accessoire, et dont le syndrome, qu'il faut dès lors chercher, se caractérise par les symptômes fondamentaux suivants : faiblesse, constipation, dyspepsie, insomnie, conservation de l'appétit.

Nous voilà donc bien loin de cette étroite et banale conception qui n'admettrait la possibilité d'une maladie des ptoses qu'en présence d'un ventre en besace ou d'un abdomen éventré, ou qui ne discernerait la perturbation digestive protopathique que si le malade, faisant lui-même sa pathogénie avec plus de sagacité que son médecin, se plaignait de ses troubles digestifs avant de signaler ses troubles nerveux !

Ce cycle de l'Entéroptose est loin d'être toujours complet : en premier lieu, c'est la troisième période qui manque le plus souvent, je ne l'ai observée que 20 fois sur 100 ; en second lieu, la maladie peut débuter d'emblée par la deuxième période (80 fois sur 100) et s'y maintenir ou passer ensuite à la troisième.

Jamais je n'ai noté le passage d'emblée de la première à la troisième période, pas plus que le début d'emblée par la troisième période. Le passage de la première à la deuxième période est souvent marqué par un ictère, un embarras gastrique apyrétique.

C'est la deuxième période, qu'on peut appeler dans le cycle complet, la période d'état, qui est le plus fréquemment observée, parce que la troisième est rare, tandis que la première, par son peu de gravité, échappe le plus souvent à l'intervention médicale.

Il y a donc lieu de distinguer deux modalités, l'une *primitive*. l'autre *secondaire*, de la maladie des ptoses, puisque, tantôt la maladie des ptoses peut débuter d'emblée par la période méso-gastrique, tantôt, dans d'autres cas, cette période mésogastrique est précédée d'une période gastrique, et que seule la période mésogas-trique ne fait jamais défaut. Il y a donc lieu de considérer celle-ci comme caractéristique de la maladie des ptoses et de distinguer cette maladie en primitive et en secondaire, suivant qu'elle est d'emblée mésogastrique ou que la forme mésogastrique a succédé à la forme gastrique. Cette forme gastrique primitive est d'ailleurs commune à toutes les dyspepsies ou névropathies. C'est une cause intercurrente qui fera évoluer cette dyspepsie vers la maladie des ptoses.

Des crises douloureuses. — Parmi les symptômes que présentent les malades atteints d'Entéroptose, on trouve des crises doulou-reuses, qui font classer ces malades dans la lithiase biliaire, dans 15 0/0 des cas, 18 0/0 chez les femmes ; ou bien, si chez ces malades on a constaté l'existence d'un rein mobile, les crises sont attribuées soit à l'hydronéphrose (Landau), soit à l'incarcération du rein (Dietl), soit à une névrose du plexus rénal (auteurs français), soit enfin à une compression du duodénum par le rein (Bartels).

Or, d'après la doctrine de l'Entéroptose, ces crises sont des crises intestinales ou, pour mieux préciser, des coliques, soit du duodénum, soit de la première anse transverse, avec retentissement gastrique. Ce sont ces crises que, dès 1885, cette doctrine proposa de désigner sous le nom d'hypocondriaques, sous-hépatiques, pseudolithiasiques : « J'ai la conviction, disait cette doctrine, que ces crises sont causées les unes, par l'obstacle qu'apportent au cours des contenta gazeux ou autres, les conformations vicieuses en U, en M de la première anse transverse, les autres par la coprostase, par la tumeur stercorale dont l'hypocondre droit est le siège de prédilection, d'autres par un spasme annulaire portant soit sur l'orifice duodeno-jéjunal en raison de la pression qu'exerce sur lui le ligament suspenseur du mésentère, soit sur l'orifice intertransverse par le fait de la dislocation du coude droit du côlon.

Il est infiniment probable que dans ces coliques hypocondriaques ou sous-hépatiques, telles que je propose de les interpréter, il y a lieu de faire rentrer, en outre des crises dites du rein mobile, les coliques hépatalgiques *ab ingestis* de Beau (1851), les coliques hépatiques nerveuses décrites encore par Fuerbringer (1892) et Pariser (1893) et par maints autres auteurs.

La coïncidence de l'Entéroptose et des coliques hépatiques vraies ou calculeuses, coïncidence sur laquelle insistent Weisker et Roux, de Lausanne, coïncidence que je considère comme beaucoup plus rare que celle de l'Entéroptose (et de son rein mobile) avec les coliques sous-hépatiques, exige une interprétation pathogénique plus complexe, celle dans laquelle il faut faire intervenir les conditions spéciales de prédisposition de l'Entéroptose aux complications infectieuses lithogènes. L'ictère est très rare dans l'Entéroptose primitive.

Quant à la symptomatologie de ces crises, voici la description sommaire qui en peut être donnée.

Les malades se plaignent de leurs crises, leurs crampes, leur « fièvre de bile », leurs coliques hépatiques. L'intervalle des crises est des plus variables, il peut varier de plusieurs années à plusieurs mois, se rapprocher de plus en plus, les crises survenir toutes les trois semaines, puis tous les deux jours, tous les jours et même plusieurs fois par jour. C'est parfois une série de crises souvent violentes, de coliques mésogastriques, c'est-à-dire siégeant dans le mésogastre ou le colon transverse, se terminant chaque fois par de la diarrhée.

La durée des crises dure souvent dix-huit, vingt-quatre heures, parfois deux, trois jours, d'autres fois elle ne dépasse pas huit, sept, cinq, trois heures, quelquefois même les crises durent seulement la nuit.

En général, c'est à des heures fixes qu'elles débutent et cette heure est parfois constamment la même. C'est entre deux et trois heures de l'après-midi, ou vers deux heures du matin que les crises éclatent le plus souvent ; plus rarement c'est le soir vers quatre ou cinq heures, neuf heures ou minuit, ou le matin à trois ou quatre heures.

L'heure la plus fréquente est deux ou trois heures du soir et tout donne lieu à penser que la crise survient à ce moment, parce qu'il correspond à une heure donnée de la digestion à la suite d'un repas qui, pour tous, est pris entre onze heures et midi.

En général, l'heure douloureuse de la nuit est la même que celle du jour : si c'est trois heures après le repas de midi, c'est sept heures après le repas du soir.

Le siège de la douleur est le plus souvent attribué à l'estomac, au creux de l'estomac, ou encore à l'un des hypocondres, au flanc droit, parfois localisé entre l'estomac et le ventre.

Quant à la nature de cette douleur, les malades l'expriment par une sensation d'étouffement, la respiration est « bouchée », la malade ne peut reprendre son souffle, c'est une pression, un étau, un serrement, un écrasement de l'estomac; ou bien c'est une brûlure, une torsion; si la crise arrive la nuit, la malade est obligée de se lever.

Ce mode de début est assez variable : c'est une douleur de l'épaule droite, une douleur d'estomac, une douleur de l'hypocondre droit ou du côté gauche. La crise se termine soit par des éructations, soit par une diarrhée bilieuse, soit enfin par des vomissements. En même temps que ces douleurs, il y a soit et assez souvent des vomissements bilieux, soit, si la crise dure deux, trois jours, une constipa- tion invincible ; ou du mal de cœur, des nausées; parfois de la moiteur, des étourdissements ; la crise est souvent précédée d'une sensation de froid général avec claquement de dents, sans élévation de la température rectale.

La crise est souvent suivie d'une émission d'urines chargées d'urates.

La cause de la crise paraît résider surtout dans le repas et parfois l'ingestion d'aliments indigestes; mais pour que ces aliments pro- voquent une crise au lieu de simples troubles digestifs, il faut que la malade soit dans une phase plus aiguë de la maladie habituelle et placée sous l'influence de causes plus générales.

Parmi ces causes on doit faire place à la menstruation, à une émotion vive, à un changement de saisons, en un mot, aux causes qui habituellement semblent provoquer un mouvement congestif anormal du côté de l'organisme.

Chez beaucoup de malades ayant été jadis soignées par nous et armées des moyens que nous leur avions conseillés pour combattre leurs crises, le moyen le plus efficace de prévenir la crise était, de se sevrer de certains aliments et en particulier des graisses, des viandes marinées ou faisandées, et, si la crise était menaçante, de prendre un laxatif salin (8 à 10 grammes de sulfate de soude), dès qu'elles la pressentaient.

C'est dans des crises pareilles que le massage de l'hypocondre droit nous a permis parfois de faire cesser brusquement la douleur.

Il semble que la localisation de ces crises, dont le complexus symptomatique est celui d'une gastralgie spéciale, qui sont classées, soit comme crises hépatiques, soit comme crises nerveuses inter- médiaires à la névropathie et à l'hystérie, dont le caractère est celui d'une contraction, d'une constriction, doit se placer plutôt dans l'un des orifices gastroduodénal, duodénojéjunal sous-pyloricolique,, sous-costal gauche de l'intestin ou dans le foie (viscosité de la bile) que dans l'estomac (à part les crises de l'occlusion interloculaire) étant donnés l'action efficace des laxatifs salins, du massage de l'hypocondre, de la cure de Vichy dont c'est l'indication à laquelle cette cure répond le plus brillamment, et enfin de la sangle qui paraît dans nombre de cas contribuer à prévenir le retour des crises.

Cette variété de crises a son maximum de fréquence chez les malades présentant les signes physiques et fonctionnels de l'Entéroptose.

Nulle étude n'est plus propre à affirmer la pathogénie intestinale de ces crises que celle des symptômes tirés du cæcum dans l'Entéroptose, symptômes qui trahissent manifestement les signes d'une atonie cæcale avec obstruction de la première anse transverse, c'est-à-dire de l'anse sous-hépatique. Le point de départ de cette obstruction est certainement une occlusion : celle-ci peutêtre due à une coprostase par atonie, à un spasme intestinal, reflexe du foie ou de l'estomac, le plus souvent par auto-intoxication, ou d'une autre partie de l'intestin, à un processus sténogène du transverse (corde colique), à l'éperon résiduel d'adhérences vicieuses, à une fissure de cet éperon, ou enfin à une complication néoplasique de cette fissure.

V

ÉPREUVE DE LA SANGLE.

Il est un signe intermédiaire aux caractères physiques et aux troubles fonctionnels, c'est celui tiré des signes objectifs et des symptômes subjectifs qu'on observe soit lorsqu'on soulève l'hypogastre du sujet placé dans la station debout, soit lorsque, après avoir soulevé l'hypogastre, on le laisse retomber. A cette double expérience convient la désignation d'*épreuve et contre-épreuve de la sangle*.

L'expérience est pratiquée par le médecin, immédiatement placé derrière le malade, et se servant, pour lui soulever l'hypogastre, soit d'une sangle, soit de ses mains appliquées sur les fosses iliaques. A l'état normal la situation de l'hypogastre ne se trouve modifiée ni par l'épreuve, ni par la contre-épreuve, le ventre ne se laisse ni déprimer ni relever ; le sujet n'accuse aucune sensation.

S'il s'agit au contraire d'un ptosique, non seulement l'épreuve fait remonter et la contre-épreuve laisse retomber plus ou moins la masse abdominale, même chez les sujets les plus maigres, mais le sujet exprime des sensations très caractéristiques.

A l'épreuve de la sangle, il dit qu'il ressent instantanément un soulagement ; il devient fort, respire mieux, sent moins son mal d'estomac et, fait plus remarquable, à la contre-épreuve, il sent revenir sa faiblesse, son oppression ; il reprend son délabrement, son tiraillement, sa constriction, son creux à l'estomac ; il se rend compte que

« son ventre tombe », nous le voyons parfois même se courber brusquement en avant, comme s'il voulait le suivre dans sa chute.

En même temps que reparaissent par le fait de la décompression de l'abdomen, les symptômes précédents, on voit la figure du malade s'altérer brusquement, s'émacier, se plaquer de pâleur sur les pommettes ; son pouls qui, grâce à la compression s'était élevé à 65 ou 70 pulsations, tombe brusquement à 50 ; il tombe de 15 à 20 pulsations, comme cela lui arrivait lorque le malade passait de la station debout à la station couchée.

L'épreuve est d'autant plus nette que l'abdomen a été relevé plus exactement en tous ses points et par sa partie la plus déclive.

Médecin et surtout malade se rendent compte de suite qu'un pas décisif a été fait dans la saine interprétation de la maladie, qu'il ne faut peut être plus incriminer l'anémie, la maladie utérine, ou la névropathie pour interpréter la faiblesse ou les malaises mésogastriques, mais qu'il y a une relation étroite entre ces symptômes et le signe qui vient d'être révélé, le signe de la « chute du ventre ».

Les symptômes justiciables de la sangle, *symptômes à sangle*, c'est-à-dire les symptômes contre lesquels la sangle se montre le plus habituellement efficace, ceux que des observations bien pesées prouvent être directement justiciables de cet agent, sont les suivants : faiblesse, lassitude, délabrement, oppression, gêne de la marche ; faiblesse, lourdeur, descente du ventre, en un mot symptômes d'astatique abdominale ; douleurs de reins, du côté droit. Dans quelques cas assez rares, les vomissements (Glénard, Weill), la toux (Vène). Aucun de ces symptômes pris isolément n'est, bien entendu, thérapeugnomonique de la sangle, mais l'efficacité de cet agent contre l'un ou l'autre de ces symptômes chez un malade, fait, de l'épreuve de la sangle, un signe de présomption de la maladie des ptoses.

VI

FRÉQUENCE

Les proportions que je réunis ici, il importe de le dire de suite, ont été relevées à Vichy, c'est-à-dire dans le domaine spécial d'observation où je me trouve. Les maladies qui se rencontrent à Vichy peuvent être divisées en trois groupes :

1o Un groupe formé de dyspepsies, d'affections gastro-intestinales, de névropathies diverses, sur le classement desquelles disputent les nosologistes ;

2o Les maladies dites par ralentissement de la nutrition : lithiase biliaire, gravelle, diabète, goutte, rhumatisme d'Heberdeen, etc., etc. ;

3° Les maladies du foie, des voies biliaires et de la rate : ictère, cirrhoses, angiocholecystites, splénomégalies, etc.

Le premier groupe forme la moitié, et les deux autres (dont la proportion est à peu près égale) l'autre moitié des maladies observées à Vichy.

C'est dans les maladies du premier groupe, c'est dans la lithiase biliaire du second groupe que se rencontre la maladie des ptoses ; c'est sous de tels syndromes qu'elle se cache et qu'il la faut dépister.

D'après tout ce que nous avons dit, à l'occasion des signes physiques et des troubles fonctionnels de la maladie des ptoses, il résulte que la fréquence de la maladie des ptoses n'est pas la même que celle des ptoses proprement dites ; à part le cas de ptose d'emblée qui est le moins fréquent, à part le cas où cette ptose se traduit d'emblée par des signes cliniques évidents, ce qui n'est réalisé que par la ptose du rein, les ptoses ne deviennent caractéristiques à la palpation que lorsqu'elles ont atteint un certain degré, que lorsque la maladie a franchi une certaine phase de son évolution. Mais à cette première phase, à cette phase sans ptoses cliniquement appréciables, c'est déjà anatomiquement, c'est déjà fonctionnellement la maladie des ptoses. Voyons d'abord quelle est la fréquence de la maladie des ptoses avant de chercher quelle est celle des ptoses proprement dites.

Maladie des ptoses (Entéroptose). — La statistique varie suivant la conception que se fait tel ou tel auteur de ce qu'on doit entendre par maladie des ptoses. Pourtant certains chiffres concordent trop bien pour qu'on ne soit pas tenté de les croire voisins de la réalité.

En n'acceptant que les cas où existaient les syndromes physique et fonctionnel fondamentaux, tels qu'ils ont été formulés plus haut, et le résultat positif de l'épreuve thérapeutique, j'ai fixé en 1887, à 30 p. 100 (400 cas sur 1,300 malades de l'appareil digestif) la proportion des malades atteint d'Entéroptose.

Godart-Danhieux (1894) trouve une Entéroptose chez 29,5 p. 100 des femmes dyspeptiques (178 cas sur 603 femmes).

Einhorn (1896) prenant au hasard dans ses livres le nombre de de malades qu'il a traités pendant deux mois, trouve sur 141 hommes 9 cas d'Enteroptose avec rein flottant (34,8 p. 100). « La grande fréquence de l'Entéroptose, qui a été notée par Glénard, dit-il, est pleinement confirmée par les chiffres ci-dessus. »

Stiller (1902) dit que 6 à 800 des malades intestinaux sont atteints d'Entéroptose. Il voit, dit-il, 2 à 3 Entéroptoses par jour dans sa pratique privée, le double à sa consultation d'hôpital.

Les proportions trouvées en Belgique, en Amérique, en Autriche concordent donc bien avec celles trouvées en France.

Néphroptose. — La néphroptose se rencontre dans 13 p. 100 des cas. Relativement aux sexes, 2,7 p. 100 des hommes, 22 p. 100 des femmes sont atteints de mobilité du rein. Sur 100 cas de néphroptose il y a 10 hommes et 90 femmes. Cette statistique que j'ai dressée en 1893 (1) sur un total de 4,215 malades (2,013 hommes, 2,202 femmes) concordait avec les statistiques partielles que j'avais successivement publiées jusque-là depuis ma première en 1885. Même concordance était relevée pour les chiffres suivants.

La néphroptose est unilatérale dans 80 p. 100 des cas et 99 fois p. 100 il s'agit du rein droit (la néphroptose gauche unilatérale est liée à une maladie du rein d'origine uricémique ou de nature calculeuse (Glénard.)

La néphroptose est double dans 20 p. 100 des cas de néphroptose chez la femme, 8,5 p. 100 seulement chez l'homme.

Dans le sexe féminin, c'est la néphroptose unilatérale droite de 3e degré qui est la plus fréquente (41 p. 100), puis la néphroptose double (15 p. 100), enfin celle des deux premiers degrés (14 p. 100 néphroptoses chacun).

La néphroptose du 4e degré (rein mobile classique) se rencontre dans 5,4 p. 100 seulement des cas de néphroptose. Cette proportion rapportée au total des malades donne précisément le chiffre de 2 p. 100 qui était la proportion admise pour le rein mobile jusqu'à mes recherches.

Chez l'homme, c'est la néphroptose du premier degré qui est la plus fréquente (61 p. 100 des cas de néphroptose chez l'homme), puis celle des 2e et 3e degrés (14 p. 100 de chacun) ; c'est ensuite la néphroptose double (8,5 p. 100) ; le 4e degré ne se rencontre que dans 2 p. 100 des néphroptoses de l'homme.

Lorsque la néphroptose est double, (statistique de 100 cas), le prolapsus du rein droit est presque toujours plus accentué que celui du rein gauche, il est rarement le même pour tous les deux, il n'est jamais plus accentué à gauche qu'à droite. La néphroptose gauche est une conséquence des conditions de la néphroptose droite et ne se réalise qu'après celle-ci, dont elle constitue en quelque sorte une aggravation.

Sur 100 femmes atteintes de nephroptose unilatérale droite,

---

(1) Glénard, Néphroptose et Entéroptose. Bull. Soc. méd. hôp. Paris 1893. Dans une statistique dressée en 1899, sur de nouveaux documents, la proportion fut de 17 p. 100. Sur 174 cas de néphroptose, il y avait 157 femmes, dont 29 filles, et 17 hommes.

variété la plus fréquente, il y a 64 femmes pares, 17 femmes nullipares et 19 jeunes filles. La proportion serait donc de 36 p. 100 de
nullipares. Lindner, Kuttner, Huber, Godart-Danhieux, l'évaluent
également entre 35 à 40 p. 100.

Hépatoptose. — D'après une statistique portant sur 1,000 malades
(519 hommes et 481 femmes), que j'ai dressée en 1899 (1) la proportion de l'hépatoptose vraie est la suivante, qu'il est du plus vif
intérêt de rapprocher des proportions relatives aux autres types
objectifs du foie :

	hommes	femmes	total	p. 100
Hépatoptose vraie	10	70	80	8
Hypertrophie ptosée, foie à ressaut (ptose résiduelle)	174	60	234	23.4
Hypertrophie du foie	84	43	127	12.7
Tuméfaction ; hyperesthésie simple...	47	40	87	8.7
Foie mobile classique (hypertrophie bilobaire mobile)	»	1	1	0.1
Lobe flottant du foie	3	2	5	0.5
Cholecystocèle	»	7	7	0.7
Atrophie du foie	5	»	5	0.5

Remarquons en passant l'extraordinaire fréquence des localisations hépatiques dans le groupe de maladies sous lesquelles se
dissimulent les ptoses viscérales. Cette fréquence des localisations
hépatiques n'atteint pas moins de 54 0/0 des maladies de ce groupe;
et combien encore de maladies de foie ne s'accompagnent d'aucun
signe physique anormal de cet organe !
Remarquons encore combien est différente cette proportion de
celle qu'on eût enregistrée en se bornant aux données fournies par
la méthode classique d'exploration du foie ; les cas d'hépatoptose
vraie, celle d'hypertrophie ptosée ou de « foie à ressaut » ne dépas-
sant pas le rebord costal, types objectifs que seul décèle le procédé
du pouce, eussent été méconnus, et la proportion des foies anormaux eût été, au lieu de 54 0/0, réduite au chiffre de 23 0/0.
Cette proportion est même trop forte, car elle doit être diminuée
du nombre des cas très fréquents où existe une simple hyperesthésie du bord du foie resté à sa place et que, seul, peut déceler le
procédé du pouce, et enfin, de toutes ces névropathies, maladies de
la nutrition dans lesquelles la théorie pathogénique régnante
exclue le rôle du foie, par conséquent la recherche de ses signes

(1) Glénard, *Ptoses viscérales*, Paris, Alcan. 1899.

physiques. Or, dans ces maladies, la palpation systématique et méthodique trouve 55 à 60 0/0 de foies objectivement anormaux.

Remarquons enfin qu'il n'y a pas à objecter à cette inouïe proportion une erreur dans la localisation : avec le procédé du pouce qui, dans une tuméfaction suspecte, vérifie ou nie la localisation hépatique par la présence ou l'absence du signe pathognomonique tiré de l'arête du bord inférieur du foie, l'erreur de diagnostic est réduite à un minimum insignifiant.

Ainsi donc l'hépatoptose vraie existe chez 8 0/0 de l'ensemble des maladies observées, et si, à cette hépatoptose vraie, nous ajoutons l'hépatoptose résiduelle (hypertrophie ptosée, foie à ressaut derrière la côte, lobe flottant, foie déformé, etc.), nous trouverons pour les hépatoptoses la proportion de 32 p, 100.

Relativement aux sexes, la proportion d'hépatoptose vraie est de 2 0/0 des hommes, 13 0/0 des femmes ; sur 100 cas il y a 14 hommes et 86 femmes ; au contraire, dans la fausse hépatoptose, dans cette hépatoptose résiduelle d'une ancienne hypertrophie, la proportion suivant les sexes est renversée : elle est de 34 0/0 des hommes et 13 0/0 des femmes. Sur 100 de ces ptoses du foie il y a 76 hommes et 24 femmes. Non seulement la différence de proportion suivant les sexes, mais le syndrome, mais toute l'histoire de la maladie montrent combien est justifiée la distinction entre la ptose vraie et la fausse ptose du foie. Cette prédominance chez l'homme, nous la retrouvons dans les cas d'hypertrophie et dans les cas d'atrophie du foie, même dans ceux du lobe flottant, même dans la simple congestion, ce qui prouve encore la parenté de la fausse hépatoptose avec ces derniers types objectifs, à l'exclusion de l'hépatoptose vraie.

Pour Mathieu (1901) et ses élèves, Mayeur (1900), Cruet (1903), qui divisent l'hépatoptose en « foie abaissé» et « foie à mobilité respiratoire » la proportion de l'hépatoptose est de 11 à 12 p. 100 des malades. Une comparaison des statistiques de l'hépatoptose sera toujours des plus difficiles en raison de la place plus ou moins grande que l'on attribuera, à côté de l'hépatoptose vraie (celle identique à l'hépatoptose théorique et dont j'estime la proportion à 8 p. 100), aux fausses hépatoptoses (hypertrophie ptosée, lobe flottant, foie déformé, foie à ressaut souple, dont la proportion est de 24 p. 100).

Splénoptose. — D'après une statistique portant sur 1500 malades (du même groupe de maladies), que j'ai publiée en 1899 (1), la proportion de la splénoptose est de 2 0/0 (27 cas sur 1,500 malades), celle de la splénomégalie, de 2 0/0 également, celle de la tumé-

(1) *Glénard*, Ptoses viscérales. Paris, Alcan 1899.

faction et de l'hyperesthésie simple de la rate, de 0,7 0/0. Je n'ai trouvé en vingt ans qu'un seul cas d'ectopie totale mobile.

Sur les 27 cas de splénoptose, il en était 14 (11 femmes, 3 hommes) de splénoptose vraie, 13 (8 femmes, 5 hommes) de fausse splénoptose. Seuls les premiers présentaient un syndrome ptosique.

Sur les 27 cas de splénomégalie, il y avait 22 hommes et 5 femmes; dans aucun de ces cas ne se rencontrait le syndrome ptosique.

Entérogastroptose (entérosténose).—D'après une statistique portant sur 3,500 malades, que j'ai publiée en 1893 (1), voici quelle est la fréquence de ces signes :

La sténose (ptose) d'un ou plusieurs segments du côlon est rencontrée chez 14 0/0 des malades. Les sténoses qu'on rencontre le plus souvent sont : celle qui est limitée au cæcum (10 0/0)) puis celle qui s'étend au cæcum et au côlon transverse (6 0/0), ensuite celle qui est limitée au côlon transverse (5 0/0) ; la sténose étendue aux trois segments du côlon est la moins fréquente (1 0/0). Il ne s'agit dans tous ces cas que de la sténose accentuée au point d'être perceptible à la palpation.

Sur 100 cas de boudin cæcal il y a 70 femmes et 30 hommes.

Sur 100 cas de corde colique, 60 femmes et 40 hommes.

Quant à la gastroptose, sa proportion est de 18 0/0. Sur 100 malades atteints de gastroptose il y a 70 femmes et 30 hommes; la corde colique se rencontre dans le tiers des cas, le boudin cæcal dans les deux tiers des cas de gastroptose.

L'atonie gastrique (clapotage) se rencontre dans tous les cas, mais seulement dans les limites des 7 heures qui suivent les repas, jamais à jeun.

Assocations objectives. — La *corde colique et le battement épigastrique* causé par le pouls de l'aorte ne coexistent que dans 18 0/0 des cas de corde colique. Le battement aortique est donc aussi souvent rencontré que la corde colique. Je parle de ces cas de battement épigastrique où l'on perçoit le relief de l'aorte. Ce relief n'est constaté que chez les sujets très maigres, à la troisième période, qui est la plus rare, de l'Entéroptose.

Bien que *la sténose et la néphroptose* soient fréquemment rencontrées l'une sans l'autre, il existe entre elles une relation manifeste. La proportion des cas de sténose est de 23 0/0 chez les malades qui n'ont pas de rein mobile, elle est de 40 0/0 chez ceux dont le rein est mobile. Le rein mobile qui se rencontre avec la proportion de 18 0/0 chez les sujets qui n'ont pas de sténose, est trouvé dans la proportion de 30 0/0 chez ceux dont l'intestin est

(1) *Néphroptose et Entéroptose*, Bull. Soc. hôp. Paris 1893.

sténosé. Cette dernière proportion est de 60 néphroptoses pour 100 sténoses, lorsque la sténose porte sur le côlon transverse.

Lorsque la néphroptose coïncide avec la sténose, ce sont en général les deux premiers degrés qu'on trouve avec le boudin cæcal, les deux derniers avec la corde colique ; la colosténose transverse marque une phase plus avancée de la maladie que la colosténose cæcale, de même que la néphroptose des troisième et quatrième degrés marque un processus plus avancé que celle des deux premiers.

La *sténose transverse* (corde colique) et l'*hépatoptose* se rencontrent simultanément dans 61 p. 100 des cas d'hépatoptose vraie, et seulement dans 35 p. 100 des cas de fausse hépatoptose (résiduelle d'une hypertrophie).

Il y a une étroite relation entre le calibre de l'intestin et le volume ou la densité du foie ; lorsque le foie est augmenté de volume, jamais on ne trouve les cordons caractéristiques de la sténose de l'intestin. En présence d'un foie dont on doute s'il s'agit d'un foie hypertrophié ou déformé (ptosé), l'existence simultanée de la sténose intestinale doit faire conclure à une déformation ; son absence à une hypertrophie du foie (Glénard).

Avec le boudin cæcal sensible coïncide le plus souvent le foie sensible à la pression, avec la corde colique le foie indolent.

L'*hépatoptose et la néphroptose* coïncident très fréquemment chez le même sujet.

Sur 100 cas des hépatoptoses (vraies ou résiduelles) il y a 25 fois une néphroptose concomitante. Cette proportion de la néphroptose est de 64 p. 100 dans l'hépatoptose vraie, et sur 100 de ces derniers cas d'hépatonéphroptose vraie, il y a 90 femmes et 10 hommes.

Sur 100 cas de néphroptose, il en est 45 où il existe en même temps de l'hépatoptose, et cette hépatoptose est toujours une hépatoptose vraie. Sur 24 néphroptoses, Huber a trouvé 7 fois de l'hépatoptose ; sur 28 néphroptoses, il a trouvé 24 fois de la gastroptose.

L'*hépatoptose et la splénoptose* simultanées sont rares, en raison de la rareté de la splénoptose, mais on constate le fait remarquable suivant :

Sur 100 hépatoptoses il y a seulement 5 splénoptoses.

Sur 100 splénoptoses il y a 100 hépatoptoses.

La splénoptose sans hépatoptose concomitante n'existe pas ; il en est de même de la splénonephroptose, qui s'accompagne toujours d'hépatoptose.

De cette observation rapprochons la suivante sur le rapport des anomalies spléniques en général et des anomalies hépatiques, quelle que soit leur nature.

Les anomalies spléniques existent chez 5 p. 100, les anomalies hépatiques chez 60 p. 100 de la totalité des malades. Or sur 100 malades présentant une anomalie splénique il en est 93 qui ont en même temps une anomalie hépatique objective, tandis que sur 100 de ces hépatiques, il n'en est que 8 présentant une anomalie splénique.

Si nous ajoutons que le type objectif anormal de la rate est toujours calqué sur le type objectif du foie, nous ne pourrons moins faire que de conclure à la subordination absolue de la rate au foie.

Telles sont les principales indications que nous fournit l'étude statistique des ptoses viscérales sur leur fréquence absolue et sur leur fréquence relative soit aux sexes, soit les unes à l'égard des autres.

De ces constatations, rapprochons celles qui résultent de l'épreuve de la sangle.

Indication de la sangle. — L'indication de la sangle se rencontre et son action est réellement efficace chez 18 p. 100 des mêmes maladies que celles ayant fourni les statistiques précédentes.

L'indication de la sangle a été posée, non toujours d'après la mobilité du rein ou du foie, ou la sténose de l'intestin, mais aussi d'après des symptômes analogues à ceux que la sangle combat efficacement dans la prétendue maladie du rein mobile et seulement dans les maladies taxées de dyspepsie ou de névropathie, c'est-à-dire de localisation indéterminée.

Les symptômes de néphroptose ont été choisis comme type, car la néphroptose, c'est la ptose la plus fréquente, celle du moins qu'on peut reconnaître facilement dès qu'elle débute, et dont nous connaissons d'ailleurs la parenté avec les autres ptoses. Or la limite d'erreur dans l'application, suivant les indications tirées de ces symptômes ne dépasse pas le chiffre maximum 8 p. 100, chez les malades qui les présentent ; chez 92 p. 100 des malades en présentant les indications, la sangle rendit un incontestable service.

La proportion (18 p. 100) de ces malades auxquels la sangle a rendu service est supérieure à la proportion (13 p. 100) des malades atteints de rein mobile. Sur 100 malades présentant des symptômes à sangle il n'y a que 39 fois un rein mobile. Inversement la sangle n'est pas toujours utile chez tous les malades atteints de néphroptose. C'est alors l'indice de complication ou, dans la forme silencieuse de la maladie, de compensation.

La colosténose transverse (corde colique), indolente subjectivement et à la pression, s'accompagne toujours de symptômes à sangle. La réciproque n'est pas vraie.

Sur 100 malades chez lesquels la sangle est indiquée et se montre efficace, il y a 70 femmes et 30 hommes. Cette proportion rapprochée de celle, différente, de la néphroptose suivant les sexes (88 femmes et 12 hommes) prouve, comme la proportion précédente, que la mobilité du rein n'est pas le facteur important pour l'indication de la sangle. En revanche, cette proportion est identique à celle que nous avons notée pour la sténose du cæcum.

Les symptômes à sangle ne sont donc causés ni par la mobilité du rein, ni par une action supposée sur la statique utérine. C'est chez les malades à ventre creusé que la sangle, jadis réservée aux seuls ventres en besace, trouve ses plus urgentes indications et sa plus grande efficacité. Cette proposition a été confirmée, après Féréol, par Trastour, Roux, de Lausanne, etc., par Ewald, qui la regarde, à juste titre, comme une des plus importantes et des plus originales. Ewald ne trouve de chute de l'abdomen en besace que dans 13 p. 100 des cas d'Enteroptose.

Il n'existe pas de relation nécessaire entre les symptômes à sangle et la grosseur ou le prolapsus du ventre, ni même avec le relâchement de la paroi musculo-aponévrotique de l'abdomen.

La sangle n'est efficace que lorsqu'elle comprime le ventre tout en le relevant par sa partie la plus déclive, c'est-à-dire évidemment, en combattant à la fois l'hypotase de l'abdomen, et un prolapsus, qui n'est ni celui du rein, ni celui de l'utérus, ni celui du ventre en général.

Les symptômes à sangle ne se rencontrent que dans les névropathies ou les dyspepsies nerveuses et les maladies du foie ou d'allure hépatique (dans 70 0/0 des premières, 27 0/0 des secondes).

De même la néphroptose n'est rencontrée que dans les dyspepsies nerveuses (20 0/0) les névropathies (20 0/0) et les affections classées dans la lithiase biliaire (crises d'estomac 11,5 0/0). On ne la rencontre jamais dans la goutte, ni les coliques néphrétiques (sauf la néphroptose unilatérale gauche où le rein est malade) ; ni dans le diabète (sauf dans 1,8 0/0 des cas de cette maladie) ; je ne l'ai pas constatée non plus chez les malades atteints d'hypertrophie, cirrhotique ou non du foie, bien que, dans 38 0/0 des cas de néphroptose, le foie présente des signes objectifs anormaux. Ce n'est donc pas parce que le foie grossit que le rein est chassé de sa loge.

De même enfin, la sténose intestinale ne se rencontre que dans les dyspepsies nerveuses et névropathies (30 0/0) et les maladies à allure de lithiase biliaire (18 0/0). Il est exceptionnel de la rencontrer dans le diabète, la goutte, la lithiase rénale ou la dyspepsie simple.

Ces trois ordres de symptômes sont donc évidemment de même nature.

De ces diverses constatations de chiffres, il semble bien permis de tirer les conclusions suivantes :

Les ptoses viscérales sont solidaires les unes des autres. La ptose de la rate est subordonnée à celle du foie, la ptose du foie subordonnée à celle du rein, la ptose du rein gauche subordonnée à celle du rein droit, les ptoses du foie, de la rate, des reins subordonnées à la ptose gastro-intestinale, la ptose de l'estomac subordonnée à celle de l'intestin.

La sténose de l'intestin est subordonnée à la ptose de cet organe.

Il existe un rapport direct entre le degré de prolapsus des ptoses et le degré de diminution de calibre de l'intestin.

La maladie des ptoses est bien plus fréquente chez la femme.

La fréquence relative, et suivant les sexes, soit de la sténose ou de la néphroptose isolées, soit de ces deux anomalies combinées, conduit à admettre trois modes pathogéniques :

Un processus primitif de sténose, avec néphroptose consécutive qui serait plus spécial à l'homme.

Un processus commun à la néphroptose et à la sténose, commençant indifféremment par l'une ou l'autre, et qui serait plutôt l'apanage de la femme.

Un processus de néphroptose primitive avec sténose consécutive, spécial à la femme.

La clinique et en particulier l'étiologie, permettent de vérifier l'exactitude de ces propositions.

VII

ÉTIOLOGIE

Dans une première statistique publiée en 1885, sur 57 cas d'Entéroptose, il en était 20 d'Entéroptose primitive, ayant débuté d'emblée par une dyspepsie mésogastrique; 37 d'Entéroptose secondaire, où la dyspepsie mésogastrique avait été précédée d'une dyspepsie commune.

Une seconde statistique en 1887, portant sur 200 cas, donna les proportions suivantes :

Sur 200 cas d'Entéroptose, il y a 157 femmes et 43 hommes ; de ces 157 femmes, 123 avaient eu des enfants, 34 étaient nullipares.

Sur ces 200 malades, l'Entéroptose avait été causée par la puerpéralité dans 123 cas, par un traumatisme dans 19 cas ; dans 54 cas, elle avait succédé à une dyspepsie d'ancienne date ; enfin, dans 4 cas, à une maladie infectieuse.

Les 19 cas d'Entéroptose traumatique comprenaient **15 femmes**, toutes nullipares (sur 34 nullipares) et 4 hommes.

Il résultait déjà de ces chiffres une prédisposition remarquable du sexe féminin, prédisposition qui, pour l'Entéroptose puerpérale, était imputable aux dislocations causées par l'accouchement, et, pour l'Entéroptose traumatique, à un autre attribut féminin, vraisemblablement le corset.

Mais, s'il en était ainsi, il y aurait, d'après cette seconde statistique, 71 cas pour cent d'Entéroptose primitive et seulement 29 d'Entéroptose secondaire; or, la première statistique ne donne que 36 pour cent de primitives, 64 pour cent de secondaires.

C'est que la *puerpéralité*, que l'on serait tenté de considérer comme agissant exclusivement par traumatisme et ne provoquant que des Entéroptoses traumatiques, c'est-à-dire primitives, se présente, au contraire, comme pouvant provoquer la maladie par un triple mécanisme. Dans les observations d'Entéroptose d'origine puerpérale on peut incriminer, suivant les cas, tantôt une complication infectieuse pendant les couches (Entéroptose infectieuse), tantôt une dislocation viscérale par décompression brusque après l'accouchement ou par l'action du forceps ou de la version (Entéroptose puerpérale proprement dite), taitôt enfin une viciation du processus de nutrition générale sous l'influence de la gestation (Entéroptose gravidique). Dans le premier cas, les accidents ont éclaté peu après l'accouchement ; dans le second, c'est deux à quatre semaines après, que les malades ont vu poindre la maladie, et c'est le médecin qui saisit la relation entre la date de la grossesse et celle du début insidieux de la maladie; enfin, dans le troisième cas, c'est pendant la grossesse ou à son début que sont apparus les premiers accidents.

Même dans ce cas, il y a encore lieu de tenir compte des antécédents de la femme dont la puerpéralité peut être incriminée, et de vérifier s'il n'y avait pas chez elle une prédisposition héréditaire ou acquise à contracter, par le fait de la grossesse et de l'accouchement, une maladie, à laquelle une cause déterminante aurait imprimé l'évolution ptosique.

La statistique suivante, publiée en 1898 (1), sur 68 entéroptosiques (61 femmes, 7 hommes), ayant en même temps qu'un syndrome fonctionnel entéroptosique, un prolapsus du foie et du rein, donne, au point de vue spécial de l'étiologie, les indications suivantes :

(1) F. GLÉNARD. Ptoses viscérales.

Etiologie de l'Entéroptose :

Infectieuse (9 cas) :

Fièvre puerpérale...........................	3 cas
Fièvre paludéenne..........................	3 —
Appendicite	1 —
Dysenterie	1 —
Fièvre typhoïde............................	1 —

Toxique (19 cas) :

Puerpérale (gravidisme).....................	7 cas
Ménopause	8 —
Excès alcooliques..........................	2 —
Excès alimentaires.........................	2 —

Traumatique (28 cas) :

Puerpérale (chute et avortement, efforts ou fatigue peu après l'accouchement)............................	22 cas
Obstétrical (version, forceps)........................	3 —
Opératoire (laparotomie).....................	1 —
Traumatique (chute, effort).....................	2 —

Emotive (12 cas) :

Chagrins	8 cas
Frayeur	2 —
Surmenage nerveux........................	2 —
	68 cas

Prédisposition aux affections de l'appareil digestif :

Héréditaire	8 cas
Acquise	26 —
Sans prédisposition........................	34 —
	68 cas

On ne peut moins faire d'être frappé de ce fait que, dans l'étiologie de l'Entéroptose, on rencontre toutes les causes que la pathologie générale nous fait connaître comme susceptibles de provoquer des maladies de la nutrition et il est remarquable de voir qu'une même maladie, nettement déterminée par des signes d'identité les plus caractéristiques, peut être l'aboutissant de tant de causes différentes. Comment s'étonner qu'avec un fonds commun identique, le syndrome puisse revêtir tant d'allures différentes, si surtout l'on ajoute que l'évolution même de l'Entéroptose se poursuit par périodes ayant chacune un aspect différent ! Comment ne pas chercher par quel point de contact l'Entéroptose se **rapproche des** maladies de la nutrition dont la symptomatologie est pourtant si différente, mais dont l'étiologie est si analogue, au point d'être identique dans un grand nombre de cas !

Quelques points demandent à être examinés de plus près.

La question des rapports de l'*appendicite* avec l'Entéroptose soulève celle des rapports de l'appendicite avec la colite membraneuse qui est un des symptômes fréquents de l'Entéroptose. Or, la constitution glaireuse et pseudo-membraneuse chronique de l'Entéroptose n'a aucun rapport avec l'entérite membraneuse aiguë que l'on a pu accuser d'être une cause d'appendicite; je n'ai jamais vu survenir d'appendicite chez les entéroptosiques atteints de colite membraneuse chronique.

La *grossesse*, envisagée dans ses rapports avec l'Entéroptose, prête à cette observation particulière que les entéroptosiques disent la plupart ne se bien porter que pendant leurs grossesses (1) ; Maillard, Quesneau, Monin, Nazlamov, ont récemment discuté l'interprétation de ce fait que l'on peut expliquer, soit par une modification de la tension abdominale, soit surtout, à mon avis, par la modification profonde que subit la fonction hépatique et, par son intermédiaire, la fonction de l'estomac et de l'intestin.

Bien souvent, c'est à la suite d'une grossesse tout à fait normale que s'est insidieusement installé le processus ptosique. C'est le médecin qui, par la concordance des dates de la grossesse et, quelques semaines après, du début de l'Entéroptose, trouve l'étiologie véritable. Dans d'autres cas, les premiers symptômes apparaissent bruyamment pendant l'accouchement ou de suite après. Les femmes qui ont eu plusieurs grossesses peuvent souvent très nettement préciser à laquelle des grossesses remonte leur maladie.

Le *sevrage*, la *ménopause*, la *suppression brusque des règles* par un bain de pieds froid, par une émotion, se retrouvent dans quelques cas à l'origine de l'Entéroptose.

Dans cette statistique d'Entéroptoses un peu spéciales, puisque nous l'avons limitée aux cas où, cliniquement, il existe en même temps que la ptose gastrointestinale, une ptose du rein et une ptose du foie, le *traumatisme* dû à une chute, à un effort violent, se retrouve dans 22 cas chez des femmes relevant de couches, 2 fois seulement en dehors de cette cause prédisposante : mais le traumatisme, en dehors de la puerpéralité, intervient plus fréquemment, ainsi que le prouvent les deux statistiques précédentes, où il est incriminé dans quinze cas sur trente-quatre Entéroptoses chez des nullipares, dans quatre cas sur quarante-trois Entéroptoses chez l'homme. Il est assez fréquent en effet qu'un

(1) Glénard, Province médicale, 1887.

entéroptosique, surtout s'il s'agit d'une femme, attribue nettement
sa maladie à un violent effort fait, soit pour soulever ou porter un
malade, soit pour atteindre un objet trop élevé. L'effort a provoqué
une douleur vivement ressentie, soit dans la région lombaire, soit
dans le flanc ou le côté droit, et c'est à partir de ce jour que l'état de
maladie a remplacé la bonne santé antérieure. Il est probable que la
contradiction, entre la fréquence ici admise de l'Entéroptose traumatique et la rareté que lui attribuent certains auteurs, est due à ce
que le terme de traumatisme est réservé par ces auteurs aux chocs
violents ou aux chutes graves et qu'ils excluent le traumatisme par
l'effort.

Parmi ces causes, on ne voit pas figurer dans notre statistique
les *affections utérines*. En vérité, avant que fut connu la pathogénie entéroptosique, toutes les femmes atteintes d'Entéroptose étaient considérées comme des utérines: déviation, leucorrhée
métrite du col, etc. Elles étaient fort rebelles au traitement local,
en revanche, une fois appliqué le traitement de l'Entéroptose, elles
guérissaient rapidement et sans traitement local, de leur maladie
utérine. Celle-ci était donc une conséquence et non une cause de
la maladie générale. Il existe certainement une relation entre la
flaccidité abdominale et la flaccidité, génératrice de métroptose,
du plancher pelvien, mais cette flaccidité est plutôt, à mes yeux,
une conséquence qu'une cause de la diminution de tension abdominale, car l'hypotase de l'abdomen est d'origine viscérale (intestinale) plutôt que d'origine pariétale. Le syndrome de l'Entéroptose
n'est pas plus fréquent chez les femmes atteintes de métroptose
que chez celles dont l'utérus est normalement soutenu; il est
plutôt rare qu'il y ait lieu, chez une entéroptosique, d'appliquer
un pessaire. Quant à la genèse de l'Entéroptose par des lésions
inflammatoires de l'utérus et de ses annexes, je crois qu'on la doit
considérer comme fort rare. Notre statistique semble bien le prouver. Toutefois peut-on les faire intervenir comme cause des adhérences vicieuses de l'épiploon que nous plaçons à l'origine d'une
variété d'Entéroptose, l'Entéroptose inflammatoire.

L'Entéroptose qui succède aux *maladies infectieuses* peut être
réalisée par un double mécanisme, soit par le trouble général
qu'apporte dans la nutrition l'infection du foie, soit par les dislocations que les péritonites partielles et les adhérences consécutives
à l'infection cholécystique provoquent dans les organes de la région
sous-hépatique. Nous avons invoqué plus haut ces adhérences
vicieuses, que nous avons rapprochées des adhérences postopératoires,comme un des moments pathogéniques des crises paroxystiques observées chez les entéroptosiques.

C'est en général dans la *période moyenne de la vie*, entre 18 et 38 ans, qu'on voit se déclarer l'Entéroptose. Cependant il n'est pas rare de la constater chez les jeunes filles. Meinert, Bruggemann, Meltzing, Buxbaum, Rostocki ont insisté sur ses rapports, et en particulier sur ceux de la gastroptose, avec la chlorose. Je crois que, dans ces cas, chlorose et ptose sont sous la dépendance d'une même pathogénie hépatique.

On peut l'observer également, mais plus rarement encore chez les *enfants;* je possède l'observation d'une enfant de 5 ans, dont la maladie chronique fort grave, avec accidents pseudoméningitiques, fut interprétée comme une Entéroptose et soumise au traitement rigoureux de cette maladie, il y a dix ans; grâce à ce traitement succédant à tous ceux inefficaces jusque-là, il y eut une transformation rapide dans sa santé, qui s'est affermie depuis lors; mais pendant les trois premières années de traitement, la petite malade ne pouvait enfreindre aucune des prescriptions du traitement sans que immédiatement survinssent des symptômes de rechute de la maladie.

Chez les *vieillards*, l'Entéroptose est fréquente, mais, fait remarquable, les cas sont fort nombreux de ceux où au syndrome physique ne correspondent nullement les troubles fonctionnels de l'Entéroptose. Faut-il admettre que, dans ces cas, l'organisme s'est adapté à la transposition des viscères au-dessous de leur siège normal: Cette hypothèse paraît vraisemblable.

Parmi les causes prédisposantes à l'Entéroptose, on doit placer en première ligne, *l'accouchement*, à cause de la décompression brusque, qui favorise les dislocations sous l'influence déterminante d'un effort; en seconde, ou presque sur la même ligne, l'usage du *corset*, qui a pour action de propulser le côlon transverse au-dessous son siège normal et de favoriser ainsi l'abaissement du coude droit du côlon et de l'estomac (épiploon pyloricolique), puis ce sont les *attitudes* vicieuses, la station immobile, debout ou à genoux, prolongée. L'Entéroptose m'a paru plus fréquente chez les religieuses, chez les cuisinières, chez les demoiselles de magasin. Clozier, Motais, Lambotte, Link ont insisté sur le rôle pathogène de l'attitude vicieuse.

La *constipation* a été également incriminée par de nombreux auteurs, entre autres Chalmet, Jalinski. C'est surtout, à mon avis, la cause elle-même de l'Entéroptose qui crée, et la constipation et l'opportunité morbide aux ptoses, mais une fois l'Entéroptose réalisée, la constipation aggrave les symptômes, cela ne fait pas de doute.

J'en dirai de même pour la prédisposition créée par le *nervosisme*. C'est la cause elle-même du nervosisme qui crée l'aptitude aux ptoses, puis qui intervient pour accentuer l'allure névropathique de l'Entéroptose. Le nervosisme est beaucoup plus souvent symptomatique qu'essentiel, et sa cause réside très fréquemment dans l'appareil digestif. Il est très fréquent d'ailleurs de voir l'Entéroptose survenir chez des sujets jusque-là indemnes de tout nervosisme, puis, chez ces entéroptosiques, après une certaine période de la maladie, le nervosisme s'installe comme symptôme accessoire, secondaire à l'Entéroptose. Les malades savent parfaitement dire à quelle phase de leur maladies elles sont devenues nerveuses. Il ne faut pas oublier que les symptômes que nous désignons sous le nom de mésogastriques étaient considérés, avant que fût démontrée leur origine digestive, comme des symptômes de névropathie générale. Il en est ainsi de beaucoup d'autres, et c'est ce qui explique que trop de médecins encore, trompés par l'interprétation névropathique qu'ils donnent à tort à ces symptômes de début, persistent à regarder l'Entéroptose comme une maladie nerveuse et non une maladie digestive.

Enfin signalons encore une cause prédisposante admise par quelques auteurs, je veux parler de l'*hérédité*. Litten, Guterbock, Ewald, Faure, Tuffier, Albarran, Stiller, Lévy-Bram, Reynier, Meinert, Cseri, Einhorn, Jung, Guillet admettent une variété d'Entéroptose héréditaire, soit par infériorité physiologique congénitale des tissus, soit par faiblesse héréditaire des organes de la nutrition ou du système nerveux. Stiller (1896) a signalé la curieuse coïncidence qui existerait entre les ptoses et la mobilité anormale de l'extrémité antérieure de la dixième côte; il en infère que semblable lacune trahit une insuffisance générale ligamenteuse congénitale. Stiller signale la coïncidence de cette anomalie avec le squelette gracile, le thorax allongé, la grande largeur des espaces intercostaux, l'acuité de l'angle épigastrique, la faiblesse de la musculature, le peu de développement du tissu adipeux. Il y aurait donc une « asthénie universelle congénitale ». C'est, pour lui, la cause de l'Entéroptose, pour lui la neurasthénie, la dyspepsie nerveuse, le syndrôme de Reichmann ne seraient que des modalités de cette maladie. Aussi regarde-t-il la mobilité de la dixième côte comme un stigmate de neurasthésie entéroptosique congénitale. Kuttner, Dyer, Strauss, Pibram, Polacco, Martius partagent, sur la valeur séméiologique de la dixième côte mobile, cette opinion de Stiller, qui est au contraire combattue par Meinert, Tandler, Zweig. En outre du signe de Stiller, Cseri (1901) a noté chez les ptosiques une tendance à la lordose et cette lordose, qui implique pour lui une défectuosité congénitale du squelette, prédisposerait à l'Entéroptose, en causant, à l'instar de la lordose par talons trop élevés (Koranyi), une diminution de la pression de bas en haut qui, dans un abdomen bien placé, soutient les viscères et en allège le poids.

On a été encore plus loin, en rangeant dans le même ordre de faits que les ptoses, les hernies (Berger), le prolapsus utérin (Trélat, Pozzi), les varices (Schwartz), certains scolioses (Tillaux), la tarsalgie (Guérin), le pied plat (Reynier), les périphlébites (Robin), les vergetures, le variocèle, la flaccidité scrotale, etc., etc.

Qu'il existe une disposition congénitale vicieuse, une ptose tissulaire générale originelle, on ne peut le nier; que, chez certains entéroptosiques, on retrouve cette infériorité de terrain, c'est possible. Les conditions spéciales de mon milieu d'observations sont sans doute responsables de ce que j'ai rarement pu vérifier chez mes malades l'existence de cette condition étiologique. En tout cas, d'après ma statistique, je ne trouve de prédisposition héréditaire, — et cette hérédité m'a toujours paru plutôt digestive (hépatique) que nerveuse ou fibreuse, musculaire, etc. —, que dans 11 p. 100 des cas seulement.

VIII

DIAGNOSTIC

Il importe de connaître et de ne pas oublier les cinq propositions suivantes :

L'Entéroptose est une maladie très fréquente, surtout chez les femmes; — elle se cache sous les syndromes les plus variés, dyspepsie, névropathie, anémie, lithiase biliaire, cachexie; — elle a des symptômes et signes caractéristiqués qu'il faut chercher systématiquement pour les trouver; — ces symptômes et signes sont d'autant moins nombreux, d'autant moins accentués que la maladie est plus près de son début; — on ne guérit la maladie des ptoses que par le traitement qui lui est spécial, c'est-à-dire que si l'on fait le diagnostic de cette maladie.

Seule, la méconnaissance des caractères de l'Entéroptose peut excuser le reproche qui a été adressé à l'Entéroptose de prétendre englober toutes les dyspepsies et toutes les névropathies.

Il s'agit, fort souvent, de malades où, après un interrogatoire laborieux, on se résigne, mécontent de soi, au diagnostic d'une maladie indéterminée et sans localisation; où l'on ne sait au juste si l'on doit diriger son traitement contre quelque cachexie, contre le sang ou les nerfs, comme disent les malades, ou contre l'utérus, le foie, le cœur, l'estomac; ou bien encore, lorsque, après bien d'autres médecins qui auront déjà traité le même malade, on a échoué dans les tentatives de combattre telle ou telle manifestation apparente, toujours trompeuse et qu'on est découragé.

Je ne dis pas que c'est toujours de l'Entéroptose, mais je dis que c'est chez de tels malades qu'il la faut chercher.

Les *troubles fonctionnels* qu'il faut dégager du fouillis des symptômes sont les suivants : sensation de faiblesse ou de lassitude rapide, constipation, persistance de l'appétit et en particulier de l'appétit de la viande, localisation prédominante des malaises au mésogastre, leur accroissement entre deux et trois heures après le repas de midi, leur aggravation par l'ingestion à ce repas de graisses, de féculents, de légumes verts, de crudités, de vin, de lait; leur diminution par le décubitus dorsal; le trouble du sommeil au moins à 2 heures du matin.

Il est rare qu'un malade qui a des selles régulières, ou qui a perdu l'appétit, ou qui a le dégoût de la viande, ou qui digère bien le lait, ou qui, par exemple, a des vomissements à jeun le matin, soit un entéroptosique; il peut avoir des ptoses, mais sa maladie est adultérée par quelque complication ou par quelque autre localisation prédominante.

Les *signes physiques* se groupent pour réaliser trois formes objectives : syndrome de la diminution de tension abdominale, syndrome de la sténose intestinale, syndrome de la splanchnoptose, ces syndromes se succédant chez un même malade dans l'ordre où ils sont énumérés. Les caractères objectifs qui se retrouvent dans tous les cas sont : la diminution de tension abdominale (intra-gastrointestinale, y compris le clapotement gastrique), la sensibilité à la pression du cæcum, la possibilité de délimiter le cæcum par la palpation.

Si à ces deux syndromes fonctionnels et physiques fondamentaux on ajoute le signe tiré de « *l'épreuve de la sangle* », sensation de soulagement par l'épreuve de la sangle, sensation de faiblesse, de poids ou de chute du ventre par la « contre-épreuve », cet ensemble symptomatique suffira pour asseoir le diagnostic de l'Entéroptose.

Ces caractères sont tantôt très accentués, tantôt il faut les chercher pour les trouver. Réserver le diagnostic aux cas où les symptômes subjectifs existent tous avec leur maximum d'intensité, où les signes physiques se rencontrent tous avec leur maximum de netteté, c'est attendre que la maladie soit arrivée à sa deuxième, même à sa troisième période, c'est exiger pour le diagnostic de l'Entéroptose ce qu'on n'exige d'aucune autre maladie; c'est supprimer, pour la seule Entéroptose, la sagacité, qui est tout l'art médical. Il y a les petits signes de l'Entéroptose, comme les petits signes du brightisme, du tabes, etc.

Il y a des déséquilibrés du ventre, les uns avec ptose, les autres sans ptose (Trastour, Monteuuis); parmi ces derniers, les uns sont des entéroptosiques, les autres pas; on distingue les entéroptosiques par le syndrome des troubles fonctionnels, spéciaux à cette maladie, qu'ils présentent à l'observation.

Un autre écueil du diagnostic de l'Entéroptose, que celui de ne pas la trouver où elle est, c'est de la trouver où elle n'est pas. Je ne saurais trop mettre en garde contre un diagnostic qui, au premier rang des signes, placerait le volume du ventre, l'état de la paroi, ou même de la tension de l'abdomen; c'est la tension intra-intestinale, dans ses rapports avec le calibre de l'intestin, qui régit la pathogénie de l'Entéroptose.

Enfin il est un critérium de diagnostic, c'est le traitement. Si le diagnostic est bien posé, le traitement bien appliqué, l'amélioration se dessine à partir du troisième jour, sinon il y a une erreur de diagnostic ou une complication (adhérences, cancer).

Diagnostic différentiel. — Le diagnostic de l'Entéroptose doit être un diagnostic direct et non un diagnostic par élimination des maladies que l'on peut confondre avec elle; c'est au contraire l'Entéroptose qu'il faut avoir éliminée avant de s'arrêter à un autre diagnostic. Par exemple, dans les affections à localisation gastrique prédominante, où l'on hésite entre une atonie gastrique simple, une dilatation d'estomac ou une gastroptose, le diagnostic objectif de la dilatation ne doit être posé qu'après élimination de la gastroptose, le diagnostic de myasthénie qu'après avoir éliminé le diagnostic de gastroptose et le diagnostic de dilatation.

Je ne parle pas ici du diagnostic différentiel des autres ptoses; avec les procédés d'exploration qui leur sont spéciaux, les ptoses prêtent rarement à des erreurs de diagnostic. Leur diagnostic doit être direct : le rein mobile sera reconnu par son mode d'échappement, le lobe prolabé du foie par l'existence d'une arête sur le bord interne de la tumeur mobile, le cholécystocèle par la possibilité de faire avec le pouce gauche le tour du pôle inférieur de la vésicule, la tumeur stercorale de la première transverse par son affaissement sans une malaxation prolongée, la splénoptose par l'existence d'une arête sur le bord interne de la tumeur; ces caractères pathognomoniques seront cherchés, pour chacun des organes l'un après l'autre, dans les cas de ptoses multiples, par exemple, lorsque, en même temps se trouvent dans l'hypocondre droit un rein mobile, un lobe prolabé du foie, une tumeur stercorale, un cholécystocèle, et le diagnostic objectif ne laissera pas de doutes.

En réalité, il ne se présente guère qu'un cas où le diagnostic puisse être parfois en suspens, c'est le diagnostic entre un lobe prolabé du foie ou un rein, quand on ne peut arriver à trouver le signe pathognomonique ni de l'un ni de l'autre de ces organes. Or, d'après mes observations, cette cause d'indécision ne se rencontre que dans 3 0/0 des cas de ptoses de l'hypocondre droit et, si l'on a lieu d'hésiter entre le rein et le foie, c'est vraisemblablement le foie qui est la localisation cherchée.

Mais quelque faible que soit le minimum des erreurs, on en commettra toujours, c'est le lot de la cavité abdominale de présenter des cas de diagnostic insoluble par la palpation.

La vraie difficulté du diagnostic différentiel n'existe guère qu'avec quatre maladies, la *neurasthénie*, la *lithiase biliaire*, l'*hépatisme indéterminé*, le *cancer*.

La théorie de l'Entéroptose fut la première à discuter, dès 1885, la nature essentielle de la *neurasthénie*, à dire que la neurasthénie est symptomatique, qu'il y a plusieurs neurasthénies et, entre autres, une neurasthénie entéroptosique, une neurasthénie hépatique. Lorsque, trois ans plus tard, en 1888, le terme neurasthénie fut restreint par Charcot aux névropathies accompagnées d'obsession, de phobie, de casque, clou, douleur lombaire, « petits papiers », la théorie de l'Entéroptose s'empressa de dire que cette neurasthénie n'est pas celle de l'Entéroptose, sauf complications, que c'était tout de même une neurasthésie secondaire, mais une neurasthésie hépatique; que l'Entéroptose, quoique névropathique avec asthénie, ne présentait aucun de ces stigmates et que ce stigmate pouvait suffire à la faire éliminer du diagnostic.

Je ne nie pas que la neurasthénie ne puisse avoir son explication dans les troubles vasomoteurs (Dumas), dans un excès de vibrations surmenant la cellule nerveuse (Féré), dans un défaut d'équilibre entre l'usure et la réparation des cellules cérébrales (Beard), dans un trouble intime de a nutrition des éléments nerveux (Erb), dans une artériosclérose au début (Régis), dans une maladie du Tonus par dépense excessive d'énergie ou abus d'irritation sensitive (de Fleury), mais je dis qu'il y a des neurasthénies symptomatiques variées, qu'il y a des neurasthénies secondaires d'origine digestive, qu'une de ces neurasthénies est causée et entretenue par l'état ptosique, que cet état ptosique doit être cherché et sera souvent trouvé dans le syndrome de la neurasthénie. Une telle pathogénie n'exclue ni les troubles nerveux, directs ou réflexes, ni les troubles secrétoires, ni l'antointoxication, mais elle les subordonne aux troubles statiques, dans la maladie des ptoses.

Avec la *lithiase biliaire*, le diagnostic différentiel est plus difficile et c'est la principale source d'erreur dans l'application de la sangle (erreur que nous avons vu exister dans 8 % des cas d'application de la sangle). L'Entéroptose s'accompagne, dans 8 % des cas, de crises paroxystiques, parfois tout à fait semblables à ces crises hépatiques anictériques que j'ai désignées sous le nom de prélithiasiques; or, dans la période qui précède ou qui suit immédiatement ces crises prélithiasiques, il existe un ensemble de troubles fonctionnels

d'astatique abdominale ressemblant à s'y méprendre aux symptômes
de l'Entéroptose, l'épreuve de la sangle est même positive; puis.
huit jours à peine sont-ils passés, la sangle qui était très efficace
(autre source d'erreur !) est devenue inutile, le régime alimentaire
est indifférent, les selles sont presque régulières. Le diagnostic se
basera donc surtout sur l'état fonctionnel, à intervalle suffisant des
crises. Il est excessivement rare que les ptosiques vrais, ceux chez
lesquels concordent signes physiques et troubles fonctionnels, aient
de la lithiase vraie, des coliques vraiment calculeuses; chez eux
l'ictère, même l'ictère catarrhal, est exceptionnel, malgré leur teint
habituel jaunâtre, sauf parfois, avons-nous dit, dans l'Entéroptose
secondaire, au moment où la dyspepsie simple devient une Entéroptose.

Le rôle important du foie n'est pas douteux dans la pathogénie de
l'Entéroptose.

C'est dans l'*Hépatisme indéterminé*, parmi ces « déséquilibrés
sans ptose » qu'on trouve les mêmes causes de confusion que dans
la lithiase biliaire.

Ces malades (dilatés gastrocoliques de Trastour; catarrhe gastrique rhumatoïdal de Coutaret; « ventres forts » de Sigaud; plé-
thoriques abdominaux de Winternitz, Buxbaum, Monteuuis;
déséquilibrés sans ptose de Monteuuis (1), sont parfois des entéroptosiques tout de même (Entéroptose grasse; Entéroptose uricémique),
ou bien ce sont des précirrhotiques, des prélithiasiques, des dilatés
« vrais », parfois même des cirrhotiques.

Dans ces derniers cas, ils se rapprochent en effet des ptosiques par
les caractères suivants : diminution des forces, efficacité des laxatifs
quotidiens, des alcalins, du régime des ptosiques et même de la
sangle. C'est ce caractère de parenté avec les ptosiques qui a fait
créer par Trastour la famille des « déséquilibrés du ventre ». Or, à
mon avis, ce n'est, comme pour la lithiase ou la congestion du foie,
qu'une apparence. Leur parenté existe, mais c'est une parenté
hépatique. Rien ne ressemble à une Entéroptose comme le syndrome de malades qui vont avoir ou viennent d'avoir une colique
hépatique, une congestion du foie. Il existe certes des signes de
diagnostic différentiel : c'est l'ensemble du syndrome (aliments
tolérés; fonction intestinale; sommeil), ce sont la cause et les
anamnestiques de la maladie, c'est le peu de durée de l'indication
de la sangle, c'est le degré relatif de son efficacité, c'est une localisation morbigène indépendante des ptoses, qui écarteront le
diagnostic d'Entéroptose vraie pour celui d'Entéroptose passagère
symptomatique.

(1) *Monteuuis*. — Abdominales méconnues, les déséquilibrés du ventre
sans ptose, Paris. Baillière, 1903.

5

Aux confins de toutes les maladies de la nutrition, il existe pareils éléments de confusion, c'est même ce qui prouve qu'elles se tiennent toutes entre elles, et c'est précisément pour exprimer ce lien qu'ont été successivement proposées les théories rivales de l'Arthritisme, de l'Herpétisme, de la Bradytrophie, et enfin de la dernière, celle que je défends, la théorie de l'Hépatisme.

Enfin il est assez fréquent de voir des entéroptosiques à la période cachectique chez lesquels a été porté le diagnostic de *cancer de l'estomac*. Généralement, chez les cancéreux, il est deux signes positifs qui excluent le diagnostic d'Entéroptose : l'anorexie ou tout au moins l'anorexie de la viande, la tolérance du lait, et deux signes négatifs : l'absence de constipation, l'absence de névropathie; l'entéroptosique cachectique a conservé l'appétit, il ne tolère pas le lait, il a de la constipation, il a du nervosisme; en l'absence de ces caractères distinctifs, un signe peut être tiré de la rareté extrême des ptoses du rein ou du foie chez les cancéreux, de leur existence constante chez l'entéroptosique cachectique, de la date récente de la dyspepsie chez les cancéreux, de son ancienneté chez l'entéroptosique. Le critérium certain sera l'application du traitement de l'Entéroptose qui, en trois jours, s'il est bien toléré et s'il soulage, permet de trancher le diagnostic en faveur de l'Entéroptose. Je n'ai pas encore vu d'entéroptosique devenir cancéreux.

IX

DURÉE ET TERMINAISON

Si le diagnostic de l'Entéroptose n'est pas posé : durée indéfinie. Cette durée est moins longue aujourd'hui que jadis, sans doute parce que le traitement en est connu, mais en 1887, je citai ce fait que sur 16 sujets dont l'Entéroptose remontait au moins à dix ans, 7 étaient malades depuis 10 ans, 3 depuis 15 ans, 3 depuis 20 ans, 1 depuis 23, 1 depuis 25, 1 enfin depuis 27 ans (1). La terminaison est rare par la mort de cachexie ou de quelque complication gastrique ou hépatique ; la terminaison habituelle c'est, au seuil de la vieillesse, un état de santé précaire ou passable, un *modus vivendi* exigeant une constante surveillance des fonctions de l'appareil digestif. Il s'est fait comme une adaptation de l'organisme à la transposition des viscères au-dessous de leur niveau normal; il s'est établi une sorte de compensation dont le foyer me paraît être hépatique.

Si le diagnostic de l'Entéroptose est posé : durée en rapport avec

(1) *Glénard*. A propos d'un cas de neurasthénie gastrique ; diagnostic de l'Entéroptose. (*Province médicale de Lyon*, 1887.)

la période à laquelle le traitement est institué, en moyenne un an à la première, trois ans à la seconde, sept ans à la troisième. Retour à une bonne santé avec ou sans persistance de la sténose intestinale, retour au poids primitif, parfois même augmentation de ce poids, disparition clinique des ptoses et alors manifestations rhumatismales rares, réduites à leur minimum par une hygiène visant la fonction hépatique (régime approprié, fréquents laxatifs, alcalins).

X

PATHOGÉNIE ET NATURE

Sommes-nous en droit, en réunissant en un faisceau toutes ces notions concordantes de l'anatomie pathologique, de l'anatomie normale, du caractère physique du ptose, du caractère fonctionnel fondamental d'affection digestive, du caractère spécifique de défaut de soutien, de l'efficacité d'une sangle; sommes-nous en droit de dire que, dans cette névropathie si complexe, si rebelle à toute médication, le syndrome névropathique soit causé par la ptose des viscères et que cette ptose viscérale ait eu pour point de départ la ptose de l'intestin, avec ses conséquences immédiates, l'entérosténose (qui est le fait d'une « décalibration » et non d'un spasme) et la diminution de tension de l'abdomen; en un mot, pouvons-nous donner à cette maladie le nom d'Entéroptose ?

Ne sommes-nous pas tout d'abord frappés de la coïncidence entre les faits suivants :

Répartition sur une même ligne transversale passant par le plan du mésogastre, des cinq angles de soutènement du tube gastro-intestinal (de droite à gauche : colique droit, gastroduodénal, souspyloricolique, duodénojéjunal, colique gauche).

Localisation principale au mésogastre des douleurs caractéristiques dont se plaint le malade ;

Caractères physiques du sténose, ptose, atonie, rétention, obstruction, décalibration, déséquilibration du tractus gastrointestinal;

Efficacité de la sangle dans la seule zône d'application où elle empêche le tube gastro-intestinal de tirer sur le mésogastre.

Sous les symptômes mésogastriques, nous avons trouvé quatre signes physiques principaux : le clapotement épigastrique, l'entérosténose, l'Entéroptose, l'hypotase abdominale, l'action efficace d'une sangle.

Le signe du clapotement épigastrique indique la présence simultanée de gaz et de liquides dans l'estomac, en tout cas, ainsi que tout bruit gastrique provoqué par la palpation de l'estomac, une rétention de gaz, ici compliquée de la rétention de liquides. Mais, en outre, l'estomac est flasque ; sinon, s'il était contracté, il formerait à l'épigastre une tumeur résistante que nous n'y trouvons pas et de plus chasserait les gaz par le pylore ou le cardia. La flaccidité de l'estomac contenant des ingesta est une cause de gastroptose : quel est le rôle de la ceinture ?

L'entérosténose, en même temps qu'elle favorise l'Entéroptose, implique la diminution de la tension intraabdominale. La ceinture comprime l'abdomen et équilibre la tension des divers segments digestifs. Quel est encore son rôle à ce point de vue ?

On peut faire la part du rôle afférent à chacune de ces lésions : flaccidité de l'estomac, décompression abdominale, Entéroptose, en comparant les caractères physiques et fonctionnels de la dyspepsie mésogastrique avant et pendant le traitement, qui consiste à relever et comprimer les viscères ; en déplaçant sur l'abdomen la zone d'application de la ceinture compressive.

A. — Malgré le traitement compressif et quelle que soit la zone comprimée, on voit persister chez le malade les signes du clapotement et de l'entérosténose, ainsi que les symptômes gastriques (aigreurs, pyrosis, éructations).

Les symptômes gastriques ne relèvent ni de l'entérosténose, ni relèvement de l'abdomen et que d'ailleurs on les retrouve dans les dyspepsies où ces lésions n'existent pas.

Ce sont donc des symptômes liés au clapotement, et le clapotement s'accompagne de flaccidité de l'estomac. Ils ne sont pas dus à une inflammation ou à une névrose de l'estomac, puisque le malade ne souffre pas à jeun et que les aliments ne les provoquent qu'après un contact de deux à trois heures ; ils ne sont pas dus à une absence ou à un vice radical de sécrétion, puisque, en définitive, les aliments sont digérés. Il est donc nécessaire d'admettre que les symptômes gastriques relèvent, soit d'un défaut de contraction de l'estomac, au moment où, trois heures après le repas, il doit chasser son contenu, soit d'un obstacle à la progression de ce contenu. Or, l'on constate que l'estomac est flasque et il le serait à fortiori si en même temps il était obligé de lutter à chaque digestion contre un obstacle habituel à l'issue des aliments, et cet obstacle existe aux orifices gastroduodénal et duodénojéjunal ; on peut donc dire : les symptômes gastriques sont les symptômes de l'atonie gastrique. (Glénard, 1885.)

B. — Que la compression exercée par la ceinture porte sur la zone mésoépigastrique, ou que ce soit sur la zone hypogastrique, que son action soit de comprimer seulement ou de comprimer et relever les viscères, on voit, s'il s'agit d'Entéroptose, dans tous les cas se dissiper les symptômes suivants : lassitude, faiblesse, abattement, vertige. De plus, le pouls se relève, la frilosité disparaît, l'insomnie diminue de durée (sangle pendant la nuit), la respiration s'approfondit; la compression paraît bien seule en cause. On peut donc dire : les symptômes asthénonévropathiques sont des symptômes de la diminution de tension intraabdominale.

C. — Lorsque la compression ne porte que sur la zone mésoépigastrique, on voit bien disparaître les symptômes asthénonévropathiques, mais on constate avec surprise l'apparition de symptômes nouveaux : c'est, *de suite après* l'ingestion des aliments, de la congestion céphalique, de l'angoisse, de la gêne respiratoire pouvant aller jusqu'à l'étouffement ou la suffocation : il suffit de supprimer ou simplement de diminuer ou de déplacer en bas la compression de cette zone mésoépigastrique, pendant la digestion, pour voir disparaître les nouveaux symptômes.

Mais ces symptômes nouveaux, si caractéristiques et par leur aspect et par leur date d'apparition immédiate après le repas, et par leur mode artificiel de provocation, sont précisément ceux que la classification nous a obligés de ranger à part sous le nom de symptômes vaporeux. Ce sont ces mêmes symptômes qu'on trouve, seulement chez la femme, soit isolés, comme forme unique de dyspepsie, soit combinés avec les autres ; on peut donc dire que les symptômes vaporeux sont les symptômes de la constriction du corset ou d'une cause analogue.

D. — Lorsqu'elle est limitée à la zone mésogastrique, la compression de la ceinture que nous avons vue efficace à supprimer les symptômes asthénonévropathiques, laisse persister les symptômes suivants : délabrement, barrement, pesanteur, constriction à la gorge, tiraillement, spasmes, creux, vide, boulimie. Ce sont les symptômes mésogastriques : ils sont donc indépendants de la tension intraabdominale, ils ne relèvent donc pas de l'entérosténose.

Mais si, au lieu d'exercer la compression sur la zone mésogastrique, on la limite rigoureusement à l'hypogastre, c'est-à-dire à une région où la compression *relève* forcément la masse intestinale ou la force à rester élevée pendant le travail digestif, on voit que non seulement les symptômes asthénonévropathiques, mais encore les mésogastriques énumérés plus haut seront supprimés. On peut donc dire en toute assurance : les symptômes mésogastriques sont des symptômes d'Entéroptose. (Pl. IV.)

Voyons maintenant quels enseignements on peut tirer de l'ordre de succession chez les malades des symptômes fonctionnels, des signes physiques et des indications thérapeutiques. Voici ce qu'on observe dans l'Entéroptose primitive traumatique :

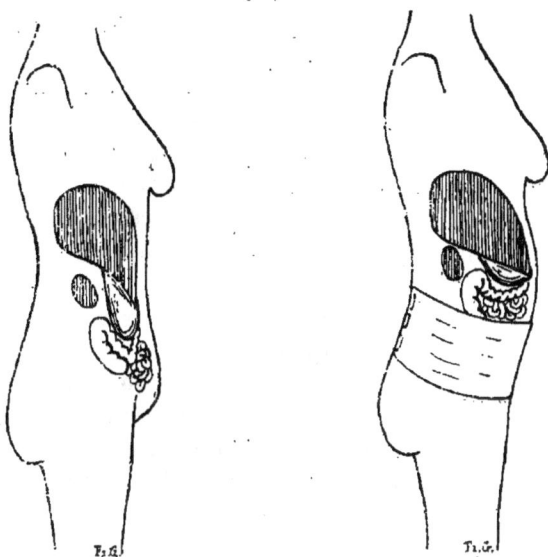

Entéroptose.   Entéroptose sanglée.
(Pl. IV). — Schéma de l'action de la sangle dans l'entéroptose.

Ordre de succession des troubles fonctionnels : douleur brusque du flanc droit ou de la région lombaire droite, — faiblesse générale, « faiblesse d'estomac »,— constipation, — délabrement, barrement, tiraillement, vide, creux « entre l'estomac et le ventre » ; troubles gastriques : gonflement, éructations puis aigreurs, puis douleurs se traduisant parfois par des crampes, des vomissements, des indigestions au milieu de la nuit, des crises, limitées à l'épigastre ou irradiant à l'hypocondre droit ; — recherche d'un régime, diminution des ingesta ; — ubiquité des symptômes, nervosisme ; — amaigrissement graduel de 10 à 15 kilos ; teint pâle, jaunâtre, inanition, aspect cachectique.

Ordre de succession des signes physiques : douleur à la pression du flanc droit, — diminution de tension de l'abdomen, — douleur à la pression de l'épigastre, — rein mobile de l'hypocondre, du 1er, puis du 2e, du 3e degré, — clapotage gastrique, — boudin cœcal, cordon sigmoïdal, corde colique, — rein mobile de l'hypocondre du 3e degré, rein mobile du flanc ; — à gauche, rein mobile du 1er au 3e degré ;— prolapsus du foie ; — gargouillement gastrique par glissement, battement, aortique, — souvent métroptose ; — parfois splénoptose.

Ordre de succession des indications : épreuve et contre-épreuve de la sangle, positives, — laxatifs salins, — bicarbonate de soude, — suppression efficace des acides, du vin, des crudités, puis des farineux, puis des graisses, du lait pur, puis des légumes verts, — hydrothérapie froide, — cure alcaline chaude.

Il est ici bien net que les symptômes névropathiques ont été précédés par les symptômes digestifs ; que les symptômes gastriques ont été précédés par les symptômes intestinaux, et les symptômes intestinaux eux-mêmes par des signes de déséquilibration intestinale avec localisation initiale dans le cæcum.

Nous voyons que la même maladie peut se présenter sous trois aspects différents, suivant la phase à laquelle nous l'examinons, et qu'elle se déroule en trois phases successives dont la variété d'aspect nous avait fait jusqu'ici croire à trois maladies différentes : première phase, asthénomésogastrique, phase de la dislocation intestinale ; deuxième phase, gastrique ou hépatique, phase de la gastroptose et de l'atonie gastrique ; troisième phase, névropathique, phase de l'entéro-sténose et de la diminution de tension abdominale (intervention du foie dans la pathogénie).

La clinique nous apprend que les agents efficaces contre la maladie dès son début et jusqu'à la fin, sont : la sangle qui combat la déséquilibration abdominale, et les laxatifs dont l'indication répond évidemment au rôle de l'intestin dans la pathogénie ; elle nous apprend que le signe physique qui se montre dès le début et jusqu'à la fin est celui qui est tiré de la sensibilité et de la tension du cæcum; elle nous enseigne enfin que les symptômes fonctionnels présents à toutes les phases de la maladie sont la faiblesse, la constipation, l'insomnie et la dyspepsie gastrique.

La clinique démontre encore que, si l'on intervient dès le début de la maladie avec les agents efficaces, sangle et laxatifs, il est permis de l'enrayer, qu'on peut même, en intervenant plus tôt encore ,c'est-à-dire lorsque l'on décèle une cause capable chez un sujet de provoquer la maladie, en prévenir l'éclosion, et cela toujours avec les mêmes agents thérapeutiques, sangle et laxatifs.

Nous assistons à une évolution parallèle des symptômes, signes et indications, se déroulant suivant l'ordre où les organes, les fonctions sont entraînés dans le tourbillon morbide ; cet ordre est précisément celui que l'anatomie leur assigne dans leur participation au processus de ptose ; le côlon ascendant fixe le rein, le côlon transverse soutient l'estomac, le tube gastro-intestinal soutient le foie. En même temps que l'hépatoptose, que nous voyons survenir la dernière, surgissent, et les symptômes hépatiques proprement dit, et les indications de la thérapeutique visant le trouble fonctionnel du foie.

Enfin, la clinique nous apprend, en ce qui concerne le rein mobile, dont le rôle, dans la symptomatologie telle que nous la fixons reste si effacé, que : 1° le même syndrome existe et le même traitement se montre efficace chez des malades dont le rein n'est pas mobile ; 2° le symptôme si caractéristique de tumeur, boule migratrice dans le côté droit, n'est pas, lorsque le rein est mobile, causé par sa mobilité, mais ce symptôme est d'origine intestinale, il est dû à une occlusion gazeuse dans le cæcum ou le côlon ascendant.

La néphroptose n'est donc qu'un épisode accessoire. En fait, le rein est sain dans la néphroptose, tandis que, dans l'hépatoptose, le foie est fonctionnellement malade.

Il ne nous manque plus, pour justifier la pathogénie de cette maladie, telle que nous avons été amenés à la formuler, par une dislocation primitive du coude droit du côlon, qu'à trouver la cause de cette dislocation. ˈ

Or, c'est cette douleur brusque que les malades nous signalent dans le côté droit et à laquelle, pas plus que les malades elles-mêmes, nous n'attachions aucune importance : cette douleur, elles l'ont éprouvée à la suite d'un violent effort, ou bien au cours d'un accouchement, associée avec les autres douleurs de l'expulsion ; elles ne nous en parlaient pas, parce que cette douleur n'a pas reparu, et qu'elle était oubliée depuis longtemps lorsqu'est survenue la maladie, parce qu'elles ne soupçonnent aucune relation possible entre cette maladie et cette douleur. Elles ne savent pas que la sensation de faiblesse est symptomatique de ce même trouble qui s'est manifesté au début par la douleur, elles ne savent pas qu'il est des femmes chez lesquelles la maladie succède de suite à cette douleur de côté causée par l'effort; elles ne savent pas qu'il est des cas, j'en ai cité un, dans lesquels, au moment où la malade, pendant le travail de l'accouchement, se plaint d'une douleur brusque dans le côté droit, le médecin constate qu'il vient de se former, dans la fosse iliaque droite, une ampoule cæcale plus ou moins volumineuse, tendue et sensible à la pression.

Non seulement nous trouvons donc une cause première à la ptose intestinale et à son début par le coude droit du côlon, mais nous trouvons encore des causes prédisposantes à cette localisation spéciale du début. C'est d'abord l'absence de ligament propre assurant la fixation du coude droit du côlon, c'est ensuite sa position sous le foie, dont l'abaissement pendant l'effort abaisse les organes situés au-dessous de lui, le rein comme le côlon ; c'est surtout le sexe féminin : celui-ci implique non seulement l'éventualité de dislocations pendant le travail de l'accouchement, mais la prédisposition par l'usage du corset ou des lacets qui soutiennent les jupes. Ce n'est ni le foie, ni le rein, comme on le dit, qui sont refoulés en bas par le corset, il les refoule plutôt en haut, puisque la constriction s'exerce au-dessous d'eux ; l'organe qui est véritablement refoulé en bas, c'est l'intestin, c'est en particulier le côlon transverse et le cæcum, et la constipation si fréquente chez les femmes n'a peut-être pas d'autre cause.

De ces diverses considérations, nous pouvons conclure que la maladie d'une telle névropathe peut être désignée sous le nom d'*Entéroptose primitive traumatique*.

La chronicité de la maladie nous est ainsi expliquée par la réalisation du CERCLE VICIEUX suivant que je résume brièvement :

Prolapsus du coude droit du côlon ; prolapsus du côlon transverse, qui n'est plus suspendu que par son coude gauche (lig. pleuro-colique de Cruveilhier) et par sa partie moyenne (épiploon pyloricolique), et dont le poids est augmenté par la stagnation fécale ; gastroptose, atrésie gastroduodénale ; atonie gastrique ; colosténose transverse ; aggravation de la gastroptose ; aggravation de l'atrésie gastroduodénale ; iléoptose ; atrésie duodénojéjunale ; duodénoptose ; aggravation de l'atrésie gastroduodénale ; atrésie du cholédoque d'abord momentanée (teinte subictérique trois heures après le repas), puis persistante, d'où gêne à l'afflux de la bile, d'où enfin retentissement sur la glande sécrétante et oligocholie (teinte pâle et terreuse, finement subictérique, selles grisâtre de l'entéroptosique à la troisième période) ; retentissement sur la nutrition générale; inanition par diminution des ingesta, atonie, ischémie, flaccidité des viscères.

Le cercle vicieux existe en vérité entre la ptose intestinale et l'atonie gastrique (par gastroptose), qui sont aux deux pôles opposés de la pathogénie et s'entretiennent, s'aggravent réciproquement. Einhorn, Albrecht ont accepté l'existence de ce cercle vicieux.

Ajoutons ici qu'il y a sans doute lieu de faire intervenir deux causes de chronicité : un état congestif par hypostase, des organes ptosés, l'efficacité de la sangle contre l'albuminerie orthostatique (Nivière 1902) semble le prouver; l'aggravation de la ptose de l'intestin (Glenard) et de la ptose du foie (Mathieu, Cruet. 1903), par l'inanition à laquelle leurs douleurs condamnent les malades et qui diminue, avec la masse sanguine, le volume du foie et le calibre de l'intestin (Glenard).

Prenons maintenant un exemple d'Entéroptose secondaire.

Le syndrome Entéroptose (symptômes fonctionnels, signes physiques, épreuve thérapeutique), se rencontre, en effet, chez des malades, en l'absence de tout traumatisme, de tout effort, de toute cause mécanique prédisposante appréciable, c'est le cas de l'Entéroptose chez l'homme.

Chez ces malades, et à en juger par la succession des symptômes fonctionnels, l'affection débute, non par l'intestin, mais par l'estomac, non par la faiblesse, mais par la dyspepsie gastrointestinale, non par la période mésogastrique, mais par la période gastrique : en revanche, chez eux, le nervosisme est toujours, comme chez les autres, l'attribut de la dernière période.

Le signe physique le premier perceptible est, non un signe cæcal, mais un signe hépatique (hyperesthésie à la pression, soit du lobe gauche, soit du lobe moyen, à leur siège normal), puis paraissent le clapotage gastrique, la constipation, la tension du cæcum, la sténose du côlon, la ptose de l'estomac, la ptose du foie ; à l'intestin, la sténose a précédé la ptose. Le passage d'une période à l'autre est parfois accidenté par un ictère ou un embarras gastrique.

Les indications se présentent dans l'ordre suivant : en première ligne, les laxatifs et non la sangle, puis le bicarbonate de soude, ensuite le régime ; après eux, la sangle et enfin les cures alcalines chaudes.

Le cercle vicieux commence dans cette variété d'Entéroptose, non par la ptose de l'intestin, mais par l'atonie gastrique d'origine hépatique.

Il y a donc lieu de décrire une *Entéroptose secondaire* à côté de l'Entéroptose traumatique, que nous avons appelée *Entéroptose primitive*.

Rien n'est aussi intéressant, parce que rien n'est aussi complexe que l'étude de l'Entéroptose secondaire. Bien que distinguée de l'Entéroptose primitive, dès la première description de l'Entéroptose, ce n'est que quatre ans plus tard, en 1889, que put être exposée sa nature véritable, sa place dans la nosologie.

L'Entéroptose secondaire est une « maladie de la nutrition » et, par conséquent, la phase d'évolution d'un processus morbide hépatique, ayant pour origine l'une des causes connues des maladies du foie, avec ou sans prédisposition héréditaire ou acquise ; le processus hépatique, enrayé à temps, a dévié vers l'hépatoptose au lieu d'aboutir à l'hépatocirrhose.

On voit tout d'abord se dégager de la clinique les trois propositions suivantes formulées il y a dix ans (Glénard).

La *première*, si éloignée de la doctrine classique alors régnante :

Les névropathies mal déterminées, les dyspepsies mal déterminées, les maladies de la nutrition, les maladies chroniques du foie appartiennent à une même famille. Le principe morbide commun qui constitue leur lien de parenté se trouve dans le foie.

C'est ce principe morbide commun hépatique qui cause ces mala-dies et joue à leur égard le rôle diathésique cherché (diathèse hépa-tique, hépatisme).

Et la *seconde*, si imprévue, et pourtant si plausible, si simple :

Les maladies symptomatiques de l'hépatisme, dyspepsies, névro-pathies, maladies de la nutrition, maladies chroniques du foie, qui peuvent se rencontrer dans le cours de la vie d'un même sujet, se succèdent chez lui, non au hasard, mais suivant un ordre déter-miné. L'ordre de succession de ces maladies correspond à l'ordre de succession, trahi par l'évolution des signes objectifs, des phases du processus morbide hépatique.

Enfin, la *troisième*, si suggestive :

Le processus morbide du foie, dont les maladies de l'hépatisme trahissent les phases d'évolution, diffère « de nature » avec la diffé-rence du principe morbide déposé dans le foie, par conséquent avec la différence du mode d'invasion du foie par le principe morbide. La différence du principe morbide est en rapport avec la diffé-rence des causes premières de l'hépatisme (toxique, infectieux, émotif, etc.) ; chaque cause première d'hépatisme a son empreinte caractéristique qui se retrouve dans toutes les maladies dont cet hépatisme est le point de départ, la cause seconde.

L'Entéroptose secondaire, qui est une phase de l'hépatisme, obéit à ces lois, non seulement par la place qu'elle occupe dans l'ordre de succession des maladies de l'hépatisme, non seulement par l'ordre de succession de ses propres périodes (gastrique, méso-gastrique, neurasthénique), mais encore par les caractères parti-culiers qu'elle revêt suivant la cause première de l'hépatisme qui lui a donné naissance.

En tout cas, ce court aperçu sur l'Entéroptose secondaire nous le montre, il ne suffit pas, pour conclure, dans un cas d'Entéroptose, qu'il s'agit d'une Entéroptose primitive, de trouver à son origine, soit un accouchement, soit un traumatisme. Il faut encore vérifier s'il n'y avait pas de prédisposition hépatique antérieure, si l'Enté-roptose puerpérale est, dans ce cas, le fait d'une dislocation trau matique pendant l'accouchement (E. primitive, traumatique), ou bien le fait de la perturbation du foie causée par la grossesse (Hépatisme « gravidique », Entéroptose secondaire gravidique), ou enfin d'une fièvre puerpérale (Hépatisme infectieux, Entéroptose secondaire infectieuse).

Pareilles difficultés se retrouvent dans toutes les maladies chroniques.

Ce que nous avons dit plus haut de la difficulté de classer les hématoptoses; des degrés de transition si menus qui séparent les ptoses des hypertrophies du foie; de l'allure si différente du syndrome de l'Entéroptose suivant qu'une même variété de ptose du foie est on non sensible à la pression; de là difficulté du diagnostic entre l'entéroptose et certaines maladies proprement dites du foie; de l'identité des causes de l'Entéroptose et des maladies proprement dites du foie; de l'analogie du traitement fondamental de ces maladies; enfin de la proportion de beaucoup plus grande que celle de tout autre signe, des signes physiques anormaux du foie, dans l'Entéroptose comme dans les autres maladies de l'Hépatisme, tout cela constitue un faisceau d'arguments en faveur du rôle du foie dans l'Entéroptose.

Ajoutons enfin que la pathologie, l'expérimentation anatomique (1),l'anatomie prouvent l'intime relation du foie et de l'intestin relation telle que les volumes mêmes de ces organes sont réciproquement solidaires (Glénard : à foie ptosé, intestin sténosé; à gros foie, gros intestin). et la démonstration de la pathogénie hépatique des ptoses semblera faite.

Grâce à cette conclusion sur le rôle initial et prédominant du foie dans l'Entéroptose secondaire, nous nous expliquons le cas suivant, en apparence si paradoxal et qui excuse sans doute que l'Entéroptose soit encore considérée par beaucoup de médecins comme une névropathie essentielle : c'est le cas de ces malades chez lesquels, après un plus ou moins grand nombre d'années (sept en moyenne), de traitement rationnel de leur Entéroptose, nous voyons se dissiper, malgré la persistance des signes objectifs de ptose, les symptômes qui les accompagnaient, et par conséquent les indications qui en résultaient. Le malade revêt peu à peu l'apparence d'une santé satisfaisante avec les attributs très discrets d'une autre maladie de la nutrition, en général le rhumatisme chronique et, en dépit de ses ptoses, en dépit des « cordes », persistantes formées par le côlon décalibré, peut se passer d'une sangle. C'est qu'il y a *compensation*, le processus hépatique a évolué nous ne sommes plus à la phase entéroptosique de la diathèse. Il se trouve précisément que la diététique à laquelle nous avons habitué notre malade est celle qui convient à cette diathèse hépatique et en réduit, à leur minimum, les manifestations caractéristiques.

XI

TRAITEMENT

Les ptoses ne sont pas une maladie locale, ce sont les témoins d'une maladie générale et c'est cette maladie générale, la maladie des ptoses, l'Entéroptose, qui fournit les indications thérapeutiques.

(1) GLÉNARD, Injections acqueuses dans le foie *in situ*. 1894.

Le traitement de l'Entéroptose est à un tel point univoque et caractéristique, qu'il peut être appelé à concourir, par les résultats d'emblée qu'on en obtient, à contrôler le diagnostic de cette maladie.

Les *indications fondamentales* sont les suivantes, dans leur ordre d'urgence, qui est l'ordre de subordination hiérarchique des symptômes :

1° Relever et maintenir relevés les viscères abdominaux ;

2° Augmenter la tension abdominale ;

3° Régulariser les selles ;

4° Exciter les sécrétions du tube digestif et des glandes annexes;

5° Régler l'alimentation et favoriser la digestion ;

6° Tonifier l'organisme.

Les *indications accessoires* sont fournies par les symptômes qui n'acquièrent d'intensité que dans les phases les plus avancées de la maladie, tels que l'insomnie, le nervosisme, la faiblesse, la douleur ,etc., etc.; or, ces symptômes, qui paraissent nouveaux et provoquent les erreurs de diagnostic, sont les mêmes symptômes primitifs, mais aggravés ; ils sont, en conséquence, évidemment subordonnés, par leur date d'apparition, aux symptômes qui ont marqué le début de l'affection (1).

Les indications fondamentales restent toujours les mêmes, ne diffèrent que par leur degré d'évidence et d'urgence ; de même le traitement ne devra être modifié que dans le degré d'énergie des agents, toujours les mêmes, que, sous l'impulsion d'une même idée pathogénique directrice, on aura fait intervenir.

Le traitement de l'Entéroptose exige, la cause première étant bien entendu écartée, l'intervention *simultanée* des quatre éléments fondamentaux suivants : 1° la sangle, 2° les laxatifs quotidiens, 3° les alcalins, 4° le régime.

Voici un type de prescription dont tous les détails ont été longuement discutés dans un travail paru en 1887 sur le « traitement de l'Entéroptose ».

1° *Sangle*. — Porter une sangle élastique de quatorze à seize centimètres de hauteur, suffisamment ferme, plate, à bords rectilignes et parallèles (échancrures facultatives par ourlet du bord inférieur au niveau des trochanters) serrée en arrière par trois boucles, munie de sous-cuisses ; l'appliquer, à la partie la plus déclive de l'abdomen, et entourer le bassin de telle sorte que le bord supérieur de la ceinture ne dépasse la crête iliaque que de un à deux travers de doigt ; la serrer suffisamment, la porter constamment (parfois la nuit, si l'insomnie résiste au traitement). Suivant les cas, la munir d'une large pelote, soit au niveau de la

(1) « Toutes causes sont causantes et causées, aidantes et aidées. » (Pascal).

fosse iliaque droite, soit au niveau de chacune des fosses iliaques, ou d'une pelote semi-lunaire appropriée comprimant et relevant hypogastre et fosses iliaques. La sangle est aussi efficace dans les cas de ventre maigre (« besace en dedans », Ewald), que dans ceux où le ventre est encore gros.

Decubitus dorsal durant 25 minutes, avant et parfois une heure et demie après les repas.

2° *Laxatifs* (1). — Chaque matin, une demi-heure avant le premier repas (parfois à deux heures du matin les laxatifs sont le meilleur somnifère de l'Entéroptosique, et en général de l'hépatique), prendre dans un demi-verre d'eau fraîche, parfois chaude, un des paquets :

Sulfate de soude.............. 40 grammes
Sulfate de magnésie......... 30   —

Mêlez, divisez en 10 paquets. Renouveler la précription.
ou bien un demi-verre de Janos, un quart de verre de Rubinat, de Villacabras, une cuillerée à café de sel naturel de Vichy, de sel de Karlsbad, etc.

Si les selles sont insuffisantes, ou aqueuses seulement, prendre également, au repas du soir ou en se couchant, suivant les cas, une ou deux pilules :

Aloès .... 0 gr. 05
Extrait de rhubarbe.............. 0 — 02

Pour une. En faire 20 semblables,
ou de la poudre de réglisse au séné, de la cascara, de la podophylle, de l'évonymine, etc. (suivant telle disposition individuelle, liée, sans doute, à telle ou telle sous-variété de la perturbation fonctionnelle).

Lavements froids (comme succédané) ; massage abdominal par pressions alternatives des flancs ; séances de pression abdominale continue, dans le décubitus dorsal à l'aide d'un sachet de sable, etc.

3° *Alcalins*. — Si, en dépit du traitement, les digestions gastriques restent douloureuses, prendre (soit au début d'un ou de deux des principaux repas, soit au moment du début des malaises, soit en se couchant, suivant les cas), une cuillerée à café du mélange suivant :

(1) Il est tout à fait remarquable de voir avec quelle appréhension les médecins de notre temps prescrivent, même des laxatifs, aux malades constipés, il est plus remarquable encore de voir avec quelle désinvolture un auteur a pu juger, en deux mots, la pratique que je recommande avec persistance depuis vingt ans dans le traitement de l'Entéroptose, en disant tout simplement : « Cette pratique est des moins recommandables »! S'il s'agissait d'un remède secret, passe encore, mais il s'agit d'une à deux cuillerées à café de sulfate de soude le matin !

Bicarbonate de soude........ 40 grammes
   Magnésie calcinée............. 20   —

Mêlez. Une cuillerée à café avec un peu d'eau,
(ou un à deux cachets de un gramme de ce mélange, auquel on peut ajouter quelques centigrammes de bismuth).

Si la dyspepsie persiste, si, surtout, elle revêt la forme persistante de crises paroxystiques localisées à l'épigastre ou à l'hypocondre droit, cure alcaline chaude à Vichy.

4° Régime. — Voici le régime de la troisième période :

Premier déjeuner vers 7 h. $\frac{1}{2}$: une tasse de thé (une cuillerée à soupe de lait), un ou deux œufs à la coque, une tranche de pain grillé (à peine de beurre très frais).

Second déjeuner vers 11 h. $\frac{1}{2}$: une à deux cuillerées à soupe de viande crue râpée, un ou deux œufs à la coque, une tranche de rosbif saignant ou de jambon non fumé, pain grillé, boisson d'eau (froide ou chaude), confiture de fraises.

Goûter vers 4 heures : un gâteau sec ou une petite tasse de café au lait (moitié d'infusion de café) et une tranche de pain grillé.

Dîner vers 7 heures : comme le repas de 11 h. $\frac{1}{2}$.

Voici, du reste, le tableau qui a été dressé en 1887, peu avant que la clinique s'occupât du chimisme gastrique, et qui retrace, d'après des centaines d'observations, l'échelle de digestibilité *subjective* des aliments dans l'Entéroptose, échelle inscrite depuis l'aliment le mieux digéré, la viande crue, jusqu'au plus indigeste, le lait cru ; de telle sorte que chacun de ceux qui sont mentionnés est mieux digéré que celui qui le suit, moins bien que celui qui le précède :

1re période (gastrique) atonie gastrique par entéroptose.	2e période (mésogastrique) gastroptose.	3e période (neurasthénique) entérosténose.	*a)* Viande crue (bœuf, mouton), œufs crus ; pain rassis, thé au lait (1/5 de lait), café au lait (1/2 de lait) ; eau, eau aiguisée de cognac, vin de Champagne (?). *b)* Viande grillée (rosbif), gigot, côtelettes de mouton, filet ; œufs à la coque, bouillon, confitures (?).

Viande rôtie (bœuf, mouton, veau, poulet), jambon maigre non fumé ; poissons : sole, raie, merlan, truite, loup ; œufs brouillés ; légumes verts très cuits accommodés au beurre frais (au moment de servir), fromages faits à point (brie, camembert, Mont-d'or), pommes cuites, confitures, compotes, chocolat, bière, cidre (?), vin blanc (?).

(?) Viande bouillie, gibier rôti non faisandé, pigeons, cervelles, purée de légumes farineux (lentilles, pommes de terre), riz, carottes, raisin, fruits très mûrs, œufs sur le plat, huîtres, foie gras, fromages de Gex, de Gruyère, vin rouge très étendu d'eau.

Les aliments dont le malade devra se priver le plus longtemps, pour ne pas dire toujours, même lorsqu'il sera apparemment guéri, sont les suivants : sauces, jus, graisses, fritures, saumon, anguille, maquereau,truite saumonée,lard; pâtisseries feuilletées; macaronis; salades, fruits crus; vin rouge pur, lait pur; viandes faisandées ou marinées, civets, salmis, pâtés de viandes, choux, oignons.

Les repas trop espacés fatiguent les malades, les repas fréquents, jusqu'à cinq et six en vingt-quatre heures, les soulagent. L'ingestion des aliments est le vrai stimulant des fonctions digestives; à cette stimulation s'ajoute l'action excitante (Pascault), du régime carné.

Traitement accessoire éventuel. — Hydrothérapie froide, toujours efficace : deux douches par jour, de 30 secondes de durée (parfois au début douches tièdes, terminées par une affusion froide); bains de siège froids de une minute.

Tous les matins friction de tout le corps avec un gant de crin imbibé d'eau de Cologne, ou mieux encore avec un gant de crin imbibé d'eau froide et savonné, friction suivie d'une *lotion froide*.

Electricité statique et en particulier électricité suivant la méthode de Doumer, dont j'ai vu de remarquables effets contre la constipation chez des ptosiques avec constipation membraneuse, traités par MM. Laquerrière et Delherm; bromhydrate de quinine (0,20 à deux repas); injections de solutions salines ; strychnine, caféine, bromures, sulfonal, eupeptiques ; très rarement, acides minéraux après le repas ; séjour prolongé au lit, isolement, etc., mécanothérapie (Lagrange, Vermeulen,), suivant indications spéciales ou complication.

C'est là, bien entendu, une formule générale, celle applicable dans la généralité des cas ; la pratique apprend quelles modifications de détails on peut apporter. Si les laxatifs salins sont mal supportés, si le lait et les légumes sont bien tolérés, c'est qu'il ne s'agit pas d'une Entéroptose, ou qu'il y a une complication; de même, si le traitement se montre résolument inefficace. Cette complication, si c'est cependant bien le syndrome de l'Entéroptose, doit être cherchée en général dans le foie ou, quoique rarement, dans l'existence d'adhérences vicieuses ou de sténose cicatricielle.

Le traitement chirurgical de l'Entéroptose, compte, en dehors des nephropexies, en dehors de l'hépatopexie (Gérard-Marchant, Faure) ; les opérations de gastropexie de Duret (1894), Terrier et Hartmann, Vautrin ; de gastroplication de Brandt (1894), Faure, Berkele, Clerc, Depage et Roufflard; Lambotte (1901) fixe dans les deux flancs les angles du côlon transverse; Slenk (1902) suture au pancréas le petit épiploon préalablement raccourci par plissement; Winson Ramsay (1897) publie une observation de « fixation du foie et des deux reins dans un cas de maladie de Glénard ».

. L'efficacité du traitement médical contre le processus splanchnop-
tonique ne permet guère de croire à un bel avenir pour son traitement chirurgical.

Signalons, en terminant, l'action *prophylactique* de la **sangle**
appliquée après l'accouchement, dès la deuxième heure, gardée pendant toute la durée du séjour au lit et jusqu'au retour de couches.

L'étude de la maladie des ptoses est intéressante, tant au point
de vue doctrinal qu'au point de vue pratique.

Au point de vue doctrinal, cette maladie nous a appris quelle
parenté étroite unit les dyspepsies, les névropathies, les maladies
de la nutrition (lithiase biliaire) et les maladies du foie, puisqu'une
même maladie peut revêtir ces quatre aspects différents, au point
que la confusion en était toujours faite avant que fût connue l'Entéroptose. Elle nous a appris qu'une foule de symptômes, dits nerveux
essentiels, tels que l'insomnie, la faiblesse, les cardiopathies,
l'oppression, peuvent avoir une origine digestive et doivent être
traités, non par l'opium ou le chloral, les vins toniques, la digitale,
le bromure, ainsi que cela se faisait alors, mais par le régime, la
sangle, les laxatifs ; que les troubles gastriques peuvent être subordonnés aux troubles intestinaux, car les laxatifs, la sangle, sont ici
leur meilleur traitement, alors que le traitement purement gastrique
était inefficace ; que les relations physiologiques les plus étroites
unissent le tube gastro-intestinal et surtout l'intestin avec le foie,
puisque les laxatifs, qui agissent aussi sur le foie, sont les meilleurs
remèdes de l'Entéroptose, puisque la maladie du foie peut être tantôt la cause, tantôt la conséquence de l'Entéroptose.

L'étude de l'Entéroptose, dans la variété secondaire de cette
maladie, nous enseigne encore, par les rapports qui existent entre
l'hépatoptose et les autres types objectifs morbides du foie, enfin
par les causes premières dont elle peut relever et qui sont aussi des
causes de maladies de foie, à quel point la doctrine de l'hépatisme
est bien l'expression vraie de la clinique. Nous comprenons alors,
notre attention étant désormais appelée sur le foie, pourquoi nous
retrouvons dans les autres maladies de l'hépatisme, les caractères,
jugés d'abord spécifiques de la maladie des ptoses, tels que le réveil à
deux heures du matin ou la prédominance des malaises à trois
heures du soir; ces malaises sont dus à une perturbation gastro-
intestinale de cause hépatique, et l'hyperchlorhydrie (qui ne fut
signalée que beaucoup plus tard), en est la conséquence et non la
cause. Nous comprenons pourquoi le régime alimentaire de l'Entéroptose, avec la proscription des alcools, des graisses, des farineux,
est appliqué aujourd'hui à tant de dyspepsies, de neurasthénies et de
maladies de la nutrition ; pourquoi les laxatifs salins quotidiens

deviennent d'une application si générale dans ces groupes de maladies. Nous concevons enfin que l'indication si rigoureuse de la diète carnée dans l'Entéroptose hépatique ou devenue hépatique, alors que se pose au contraire l'indication également si rigoureuse de la diète lactée dans certaines autres maladies de foie de l'hépatisme, nous concevons que ces deux indications si contradictoires, dans des maladies fondamentalement les mêmes, aient pu nous frapper ; nous concevons qu'elles aient pu faire rechercher s'il n'existe pas un ensemble d'autres signes contradictoires obligeant à admettre deux embranchements de la famille hépatique, l'hépatisme cholémique (dans lequel rentre l'Entéroptose), et l'hépatisme uricémique.

Au point de vue pratique, l'étude non seulement des potses à l'état isolé, mais de la maladie des ptoses, nous apprend à guérir des maladies réputées jusqu'ici incurables, elle nous apprend à prévenir leur évolution. On ne peut moins faire d'être frappé qu'une transformation de la mode dans la toilette féminine, par la substitution de la compression hypogastrique à la compression du mésogastre exercée par le corset, ait coïncidé avec la diffusion de la notion de l'Entéroptose.

Nulle question ne méritait donc mieux que la question des ptoses d'être mise à l'ordre du jour de la quatrième réunion plénière des Sociétés de médecine de Paris.

RAPPORT SUR LES PTOSES

par M. Paul Reynier,

Chirurgien de Lariboisière, membre de la Société de Médecine et de Chirurgie pratiques.

RAPPORT SUR LES PTOSES

par M. Paul REYNIER

Chirurgien de Lariboisière, membre de la Société de Médecine et de Chirurgie pratiques.

Messieurs,

Le mot *ptose* vient du mot grec Πτωσι; qui signifie *chute*.

Pendant bien longtemps, dans la nosographie médicale, ptosis servait seulement à désigner la chute de la paupière et avait pour équivalent celui de blépharoptose.

C'est en 1885 que dans une communication très remarquée faite à l'Institut, et suivie de beaucoup d'autres, notre distingué co-rapporteur M. Glénard (1) généralisait ce mot de ptose, en attirant l'attention sur l'Entéroptose, c'est-à-dire la chute du gros intestin, qu'il étudiait au point de vue clinique. Il montrait qu'avec cette Entéroptose coïncidaient des troubles neurasthéniques, des dyspepsies, des affections névropathiques, utérines, qui, d'après lui, relevaient de ce déplacement de l'intestin.

Cherchant d'autre part la pathogénie de cette affection, il crut et croit encore l'avoir trouvée dans un trouble des fonctions du foie, l'*hépatisme*, qui jouerait un rôle primordial dans la genèse des affections névropathiques coïncidant avec l'Entéroptose.

Les communications de M. Glénard eurent le grand mérite d'attirer tout particulièrement l'attention sur ces chutes d'organes contenus dans la cavité abdominale, et de les faire mieux étudier.

On trouva que le mot de ptose, associé au nom de l'organe, qui se déplaçait, était commode pour désigner ces déplacements; comme lui on l'employa plus fréquemment, et peu à peu il entrait dans le langage scientifique courant.

Nous vîmes ainsi parler de la ptose rénale, ectopie rénale, de l'hépatoptose, chute du foie, de la ptose utérine, de la splénoptose, déplacement de la rate, et même de la chute du cœur.

Toutefois toutes ces ptoses étaient décrites séparément et on ne voyait pas encore bien les liens qui pouvaient les rattacher.

Cependant, dans l'étude séparée de ces ptoses, on était frappé de voir souvent associées d'autres ptoses. C'est ainsi que Glénard, dans la pathogénie du rein mobile, signalait la coexistence fréquente de l'Entéroptose, et considérait que celle-ci, primitive, jouait le grand rôle dans le déplacement de l'organe rénal.

---

(1) GLÉNARD, de l'Entéroptose. *Lyon médical*, 1885.

Mathieu, 1893 (Etudes cliniques sur le rein mobile, *Bull. Soc. méd. des hôpitaux*), trouvait sur 396 femmes dyspeptiques 85 atteintes de rein mobile.

Bouchard notait la coexistence de l'ectopie rénale. Avec la dilatation de l'estomac 14 % hommes, 28 % femmes. Küttner la trouvait 79 fois, sur 100 ectopies rénales.

On trouve encore des essais de ce rapprochement des ptoses entre elles dans l'étude d'une des ptoses les plus fréquentes chez la femme, et par suite une des mieux étudiées au point de vue clinique, le prolapsus utérin.

Dans un article du Dictionnaire Jaccoud, Siredey et Danlos insistent sur la coexistence fréquente des hernies, des éventrations avec la chute de l'utérus.

En janvier 1894, dans une discussion qui s'éleva à la Société de Chirurgie sur le prolapsus utérin, je reprenais ces idées de Siredey et Danlos, et les développais. Je montrais que la ptose utérine coïncidait non seulement avec des hernies et des éventrations, mais encore avec des déplacements du rein, des dilatations de l'estomac, de l'entéroptose. Ces constatations cliniques m'amenaient à dire que le prolapsus utérin faisait partie de tout un groupe de lésions, qui, par le fait qu'elles coïncidaient, qu'elles se retrouvaient toujours ensemble, devaient dépendre d'une cause unique. Or, cette cause, je croyais la trouver dans un affaiblissement généralisé du système musculaire symptomatique d'un trouble du système nerveux, dont je notais les symptômes chez toutes mes malades, et dont quelques-uns s'augmentaient par la sénilité.

Comme Glénard, je relevais les névropathies coïncidant avec les ptoses, mais tandis que lui les faisait en dériver, je leur faisais jouer le rôle important dans la genèse de ces dépacements. Quelques mois après cette communication, M. Tuffier, dans une leçon publiée dans la *Semaine médicale* en juillet 1894, reprenait les mêmes idées que j'avais énoncées à la Société de Chirurgie, les développait et montrant la coïncidence de plusieurs ptoses sur le même individu, les rattachait comme moi à une cause générale.

La même année, M. Bouilly, dans son remarquable rapport sur le prolapsus utérin au Congrès de chirurgie, insistait lui aussi sur cette distrophie des tissus qui jouait d'après lui un rôle capital dans l'étiologie de la ptose utérine.

C'est alors qu'en 1898, rassemblant tous ces matériaux épars, je les coordonnais, les complétais, et je me trouvais ainsi amené à ajouter à la pathologie générale un nouveau chapitre, dans lequel j'étudiais ce tempérament de ptosique, et montrais que nous étions bien là en présence d'une véritable diathèse aussi bien définie que celles qui sont depuis longtemps acceptées.

Dans une série de leçons faites à l'hôpital Lariboisière, sur les ptoses de l'adolescence et de la vieillesse, je faisais voir comment cette diathèse se manifeste dès l'enfance par des troubles qui se multiplient dans l'âge adulte, pour s'exagérer dans la vieillesse.

Nous avons donc bien là le caractère d'une diathèse, qui est une disposition générale en vertu de laquelle un individu est atteint successivement de plusieurs affections locales de même nature.

De ces leçons, la première seule qui servait de préface, et dans laquelle j'établissais l'existence de ce tempérament ptosique, et passais rapidement en revue les différentes ptoses, que je devais étudier séparément, a été publiée dans le *Journal de médecine interne*.

Aussi est-ce avec joie que j'ai accepté aujourd'hui d'être le rapporteur de la Société de Médecine et Chirurgie pratiques, et de profiter de l'occasion qui m'est donnée pour parler devant vous de ce sujet qui a fait depuis longtemps l'objet de mes études, et soumettre à votre discussion mes idées personnelles.

THÉORIE PATHOGÉNIQUE DES PTOSES

En quoi consiste en effet cette diathèse? Quelle est la raison qui préside à la chute de nos organes?

Glénard est le seul qui ait cherché à nous en donner une explication. Celle-ci, malheureusement, me paraît fort discutable.

N'envisageant que la chute de l'intestin et celle du rein, il a pensé qu'un trouble fonctionnel du foie, l'hépatisme, ainsi qu'il le désigne, pouvait jouer dans la genèse de ces ptoses un rôle primordial, amenant une déchéance organique plus ou moins accentuée. C'est à cet hépatisme qu'il rattache encore les troubles névropathiques, dont se plaignent les malades.

Cette hypothèse a conduit notre distingué confrère à des recherches cliniques fort intéressantes, et il nous a donné pour le diagnostic de ces déplacements d'organes, des règles précises d'exploration, qui sont toujours suivies.

Mais sa théorie de l'hépatisme est dans bien des cas tout à fait hypothétique; il est difficile de la comprendre nettement. Et, pour mon compte personnel, je serai très charmé d'entendre notre distingué collègue défendre et développer ses idées devant nous.

Quant à moi, je dois dire que j'ai vu bien des ptosiques dans ma vie; j'ai souvent cherché cet hépatisme, et si je l'ai quelquefois trouvé chez l'homme, à cause de l'alcoolisme si répandu, par contre, chez la femme et surtout chez les jeunes sujets où l'on rencontre le plus de ptoses, le plus souvent je l'ai inutilement cherché. L'âge des ptoses n'est pas, en effet, celui de l'hépatisme. Je suis arrivé ainsi à me convaincre que, quand la ptose existe avec l'hépatisme, il n'y a là qu'une coïncidence, et qu'on ne doit pas, dans ce trouble fonctionnel du foie, chercher la pathogénie de la ptose.

Si, en effet, on peut admettre qu'une lésion du foie détermine des troubles stomacaux, de la dilatation stomacale, de l'Entéroptose du gros intestin, je ne vois pas comment on peut par cette lésion, expliquer un prolapsus rectal de l'enfance, un prolapsus utérin de l'âge adulte, une cystocèle ou des ptoses de l'adolescence, alors que le foie n'est généralement pas malade et n'a pas été éprouvé par les infections et les intoxications.

Bien plus nébuleuse encore est la théorie de l'arthritisme émise par quelques auteurs, qui regardent ces déviations comme le fait d'une viciation primitive des humeurs, viciation congénitale héréditaire, parfois acquises. Contre cette théorie de l'arthritisme, se dresse ce fait que nous trouvons parmi les ptosiques des malades présentant des signes bien nets de lymphatisme.

Je ne me contente pas plus de la constatation faite par quelques-uns de la laxite acquise ou congénitale des appareils suspenseurs, hypothèse qui ressemble trop au fameux : « Voici pourquoi votre fille est muette. »

Il faut donc bien reconnaître que si jusqu'à présent on constatait et admettait l'existence des ptoses, on ne donnait de cette existence aucune explication satisfaisante.

C'est cette explication que j'ai essayé de donner en 1898, m'appuyant sur les faits cliniques et physiologiques.

Que nous enseigne la physiologie à laquelle on doit toujours revenir pour comprendre les faits pathologiques ?

Tous nos organes, toutes les pièces de notre squelette sont maintenus en place par des ligaments fibreux, et l'action des muscles. Mais dans ce rôle de contention, ces deux facteurs ont une part différente et inégale.

La moindre part est sans conteste dévolue au système fibreux.

Il est facile de s'en convaincre en voyant ce qui se passe dans le cas de paralysie infantile, où l'action musculaire disparaît, et où le ligament restant seul pour maintenir les surfaces osseuses devient insuffisant, et les laisse se déplacer.

Une autre preuve est donnée par les prolapsus utérins qui se produisent par le fait d'une déchirure du périnée, nuisant au plancher périnéal musculaire, et où le ligament est insuffisant.

pour lutter contre l'action de la pesanteur qui fait prolaber l'utérus.

Le ligament est, en effet, un lien faiblement élastique qui ne peut être en état de tension excessive, car le moindre choc le romprait, et qui, par sa nature même, doit à la longue se laisser allonger par toute traction continue, comme est celle de la pesanteur.

Tout autre sera l'action du système musculaire. Le muscle, par le fait de sa structure, de son innervation, de sa contractilité, est un ligament actif, intelligent en quelque sorte, qui modifie sa tension suivant la force à laquelle il doit résister.

Il peut, par suite, en s'adaptant aux mouvements, lutter contre les déplacements des organes autour desquels il est situé. — Les muscles remplissent ce rôle de ligaments actifs, grâce à cette action toute spéciale du sytème nerveux :

1° Qui les tient dans un état de contraction permanente qu'on appelle le tonus musculaire. Ce tonus existe pour tout muscle lisse ou strié; il se manifeste nettement dans l'action des sphincters;

2° Qui préside à cette action coordonnée de plusieurs muscles, nécessaire pour produire tout effort, tout mouvement, toute action coordonnée qu'on désigne sous le nom de synergie musculaire.

La paralysie radiale nous montre l'importance de cette synergie musculaire. Les extenseurs étant paralysés, ne faisant plus contre-poids par leur contraction aux fléchisseurs, et ne limitant plus leur action, ceux-ci paraissent ne plus avoir de force et ne peuvent saisir.

Le tonus musculaire et la synergie musculaire sont sous la dépendance du système nerveux.

Il part donc des centres nerveux pour entretenir ce tonus, et cette synergie, un influx continuel sans lequel le muscle resterait flasque.

Les centres peuvent donc être comparés à des accumulateurs électriques qui dispensent la force nerveuse. Ces accumulateurs peu à peu se déchargent, ils ont besoin d'être rechargés par la nourriture, le sommeil, le repos.

Mais de même que dans les accumulateurs véritables d'électricité, il existe pour nos accumulateurs, nos centres nerveux, de grandes différences au point de vue de la régularité, de la marche, de la durée du travail. Nous verrons des centres nerveux qui dépenseront leur force nerveuse sur tous les muscles pendant de longues heures sans avoir besoin de repos, tandis que d'autres seront très vite épuisés au moindre effort, auront un influx nerveux par moment insuffisant, et n'arriveront à se recharger, par le sommeil, la nourriture, le repos, qu'incomplètement.

Le tonus musculaire en souffrira, et sur certains points s'affaiblira, ou s'affaiblira d'une façon générale, comme il peut aussi, sur d'autres points, s'exagérer, ou disparaître complètement.

Dans ces conditions le système musculaire jouera mal son rôle de contention.

Les ptoses alors se produisent. Elles portent sur tous les organes que le système musculaire maintient en place.

Du côté des articulations, les surfaces osseuses n'étant plus maintenues par le tonus égal des différents muscles à action opposée, qui les environnent, se déplacent du côté où le tonus reste le plus fort. Ainsi se produiront des genu valgum, des tarsalgies, des scolioses de l'adolescence.

Du côté des organes abdominaux ce défaut dans l'action musculaire va encore se faire sentir.

Ceux-ci ne se déplacent pas et ne subissent pas l'action de la pesanteur qui tend à allonger leurs ligaments, parce qu'ils sont maintenus, tassés les uns contre les autres, se soutenant mutuellement par la pression qu'exercent sur eux les muscles abdominaux en état de tonus.

Ces derniers, par leur disposition, diaphragme, releveur de l'anus, muscles abdominaux, muscles vertébraux, forment en effet une sphère creuse à parois contractiles, dans laquelle se trouvent enfermés les viscères abdominaux.

Que les parois de cette cavité deviennent flasques, que la tonicité des muscles faiblisse, comme nous le voyons dans la vieillesse ou à la suite de certaines grossesses, la tension intraabdominale alors diminue; les organes intraabdominaux tendent à se déplacer.

Mais comme tous les organes subissent les effets de cette compression, celle-ci diminuant, on comprend que plusieurs organes se déplacent en même temps, et ainsi se trouve expliqué ce fait clinique qui avait frappé tant d'auteurs et sur lequel nous insistons particulièrement, la coexistence de plusieurs ptoses abdominales à la fois.

Mais ce n'est pas seulement, avons-nous dit, la fibre striée qui, dans son état normal, est à l'état de tonus perpétuel, et joue ainsi son rôle de contention, mais encore la fibre lisse. L'atonie de celle-ci produira des désordres, qu'on constatera sur tous les organes à parois contractiles, tels que la vessie, l'estomac, l'intestin, les vaisseaux, qui se laisseront plus ou moins distendre par leur contenu, suivant que leurs parois pourront plus ou moins résister à la pression.

Vous voyez d'après cela combien peuvent être variés les troubles qui naissent par l'affaiblissement du tonus musculaire. Cet affaiblissement peut ne porter que sur un groupe de muscles, ou tout l'ensemble des muscles de l'économie; d'où des ptoses locales et une ptose générale.

Ce sont ces troubles, ces désordres multiples généraux, que l'affaiblissement du tonus musculaire fait naître, qui constituent les ptoses dont nous faisons l'étude ici, et dont nous pouvons, d'après ce que nous venons de dire, donner la classification suivante :

Ptoses viscérales. — Comprenant les chutes des différents organes et principalement des organes abdominaux.

Ce déplacement d'organes se produit soit par insuffisance des moyens de soutien, soit parce qu'organes creux, le tonus des parois contractiles leur fait défaut.

Dans les ptoses par insuffisance des moyens de soutien, se rangent les ectopies rénales (néphroptose), les chutes du foie (hépatoptose), du gros intestin (entéroptose), de la rate (splenoptose), de l'utérus (prolapsus utérin), du rectum (prolapsus rectal), les hernies de toute nature, où vessie et intestin se prolabent en dehors de la cavité abdominale.

Ce sont là les déplacements les mieux connus, ceux que tout le monde a en vue quand on parle de ptoses.

Dans les ptoses par insuffisance des parois contractiles, doivent être placées les dilatations de l'estomac, les dilatations intestinales, vésicales (cystocèles).

Dans cette même classe, je range encore les ptoses vasculaires qui comprennent les varices, les hémorroïdes, le varicocèle, — ptoses qui sont aujourd'hui acceptées comme telles par beaucoup de médecins je citerai MM. Edgar Hirtz, Hennequin et Censier.

Les ptoses articulaires comprennent tous les déplacements des surfaces osseuses articulaires par insuffisance dystrophique de leurs moyens de contention musculaire.

Les luxations paralytiques sont les types de ces ptoses articulaires.

Mais j'y range encore la scoliose essentielle de l'adolescence, le genu valgum, la tarsalgie. Cette étiquette donnée à ces lésions soulèvera certainement les protestations de quelques-uns de mes confrères, cependant je n'hésite pas à la donner, car ces lésions me paraissent devoir être considérées comme des ptoses. Indubitablement leur étiologie est la même que celle des ptoses viscérales, et leur coexistence chez le même individu porteur de ptoses viscérales, montre bien qu'elles doivent être rattachées à la même diathèse.

ÉTIOLOGIE DES PTOSES

Nous venons de dire que les ptoses étaient dues à une insuffisance du tonus musculaire. Or, celui-ci est insuffisant, soit parce que la fibre musculaire ne reçoit qu'imparfaitement et irrégulièrement, l'influx nerveux que nos centres doivent lui envoyer ; soit parce que cet influx arrive bien, mais trouve une fibre musculaire altérée, se contractant mal. Dans ce cas, on pourrait encore faire jouer un rôle au système nerveux, qui tient sous sa dépendance la nutrition des tissus.

Chercher la cause des ptoses, c'est donc chercher la raison de ce mauvais fonctionnement de nos centres.

Or ces raisons sont multiples.

HÉRÉDITÉ

L'hérédité joue sans conteste un grand rôle.

On naît avec des centres fonctionnant mal, et devant toute la vie mal fonctionner. On naît, par suite, avec la prédisposition à la ptose.

J'avais établi ce fait sur ce que j'avais vu des enfants qui dès leur enfance présentaient du prolapsus rectal; plus tard avaient de la dilatation stomacale; encore jeunes des hémorrhoïdes, des varices, puis de la scoliose, et à l'âge adulte, on les retrouvait avec des hernies de faiblesse, des prolapsus utérins, des reins mobiles.

Dans les antécédents de ces enfants nous retrouvons toujours des tares chez les parents, tares qui donnent la raison de ce tempérament morbide.

En présence d'une scoliose essentielle de l'adolescence, interrogez les parents, et souvent vous trouverez des lésions de la colonne vertébrale soit chez le père, soit chez la mère.

Il en sera de même de la dilatation stomacale, de l'entéroptose, de la tendance au rein mobile.

Luten, Guterbock, Ewald, Ochsle ont noté cette prédisposition congénitale à la néphroptose, à la dilatation stomacale, prédisposition que reconnaissait encore dernièrement Albarran, citant des familles dans lesquelles on voyait se produire sur la mère, la fille ou les deux sœurs une ectopie rénale.

Moi-même j'ai eu à noter ces mêmes accidents sur la mère et la fille, et devant cette prédisposition héréditaire nous trouvons bien la preuve d'une diathèse qui se transmet, ou qui se crée par la faute des parents.

Ainsi les enfants de vieux, d'après de nombreux exemples pris dans ma clientèle, me paraissent particulièrement prédisposés à ces ptoses.

Dans plusieurs familles où je connaissais les parents vigoureux, de belle santé, j'étais surpris de voir leur descendance présenter des troubles ptosiques. Or, dans ces cas, la seule tare que je relevais du côté des parents, c'était la vieillesse. Ils avaient eu leurs enfants étant âgés.

J'ai cité souvent l'exemple de ce frère et de cette sœur que j'ai soignés de ptoses multiples, dont les parents étaient morts à 80 ans, mais qui étaient tous deux nés alors que leurs parents avaient dépassé la cinquantaine.

Je soigne encore dans ce moment une dame de 70 ans, qui a souffert toute sa vie d'un rein mobile, de dilatation d'estomac et de prolapsus utérin. Cette femme est née d'une mère âgée de 40 ans, d'un père âgé de 60 ans. Les autres frères et sœurs nés bien avant elle, alors que les parents étaient dans la force de l'âge, n'ont rien.

Il en sera de même pour tout enfant naissant de parents fatigués, surmenés par les excès de travail ou les excès vénériens, ou dont la constitution aura été altérée par les infections antérieures ou simplement la misère.

La syphilis, l'alcoolisme, sont les facteurs les plus puissants de cet épuisement, qui ne permet plus aux parents de produire des enfants avec une énergie nerveuse suffisante.

Vous en aurez comme moi la preuve en examinant au point de vue des ptoses, comme je l'ai fait, les enfants naissant dans de pareilles conditions.

TROUBLES NERVEUX CHEZ LES PTOSIQUES.

Un autre facteur intervient encore dans la genèse de ce tempérament ptosique.

Les ptosiques sont tous des nerveux présentant des tares bien nettes, héréditaires et individuelles, que trouvera qui voudra se donner la peine de les chercher.

Cette coïncidence des troubles nerveux avec les ptoses a quelque chose de tellement spécial, que c'est sur cette coïncidence que je me suis en partie fondé pour faire rentrer certaines lésions comme la scoliose, la tarsalgie, dans les ptoses.

Comme pour les ptoses viscérales, on relève pour ces lésions les mêmes antécédents héréditaires ; et vous vous trouverez presque toujours en présence d'enfants ayant un passé nerveux bien établi ; enfants d'hystériques, de neurasthéniques, de paralytiques généraux, d'épileptiques.

Il me paraît donc indéniable que le nervosisme joue un grand rôle dans la genèse des tempéraments ptosiques, et ceci vient à l'appui de la théorie que nous soutenons d'une faiblesse primitive des centres nerveux comme cause initiale de la ptose.

Il est facile de constater les troubles nerveux de tout genre que présentent tous les ptosiques, et qui en font des malades absolument particuliers.

Il m'a encore été souvent donné de relever dans les antécédents des ptosiques des troubles chroniques de l'enfance ; j'ai un certain nombre d'observations de reins mobiles où le fait est noté. Mais il a pris pour moi une grosse importance, comme il le prendra sûrement pour vous, quand je vous dirai que j'ai relevé cette chorée surtout dans les antécédents des scoliotiques de l'adolescence. J'ai dans mes observations 35 malades où la scoliose a débuté à la suite de ces accidents chroniques — et un certain nombre de ces scolioses ont été suivies qui ont présenté plus tard du prolapsus utérin et des reins mobiles.

Devant de pareils faits peut-on hésiter à ne pas regarder la scoliose essentielle comme une ptose due à un trouble nerveux, nuisant au tonus et à la synergie musculaire des muscles qui maintiennent la colonne vertébrale droite ?

Je me propose d'ailleurs dans une communication ultérieure de revenir sur ces faits.

Tous les auteurs et M. Glénard en premier ont noté les coïncidences de ces troubles nerveux avec les ptoses viscérales, qu'ils ont seules étudiées. Mais tandis que ceux-ci, avec MM. Glénard, Potain, font provenir les troubles nerveux des ptoses, je crois qu'on doit renverser la proposition, et faire provenir les ptoses des troubles nerveux.

N'avons-nous pas en en effet une preuve de l'influence directe du système nerveux dans ces dilatations stomacales survenant à la suite d'un chagrin, d'ennuis, de ces paralysies vésicales consécutives à une opération ?

Adoptant cette idée, Albarran l'a développée sous une autre forme lorsqu'il a dit pour le rein mobile que cette ptose était un stigmate de dégénérescence. Les malades, pour lui, doivent donc présenter ces phénomènes d'hystérie ou de neurasthénie sur lesquels nous insistons.

Les faits abondent pour démontrer ce rôle du système nerveux dans la genèse des ptoses.

Causes agissant directement sur l'individu

Si l'hérédité donne pour moi d'une façon incontestable la prédisposition aux ptoses, il faut bien savoir que celle-ci pourra être enrayée et ne pas se manifester, ou ne se manifester que tardivement par une bonne hygiène, un traitement approprié, comme au contraire, elle se manifestera, sera développée et accentuée par certaines causes adjuvantes.

La misère, le surmenage, la mauvaise nourriture, le travail exagéré, le manque de sommeil, le défaut d'exercice musculaire, en somme tout ce qui débilite l'individu, et par suite débilite son système nerveux et musculaire, précipite l'apparition de ces ptoses

Role des infections

Dans ce même ordre d'idées agissent encore nettement les infections. Elles jouent pendant l'enfance un rôle primordial, sur lequel je n'ai pas vu encore suffisamment insister.

Pendant l'enfance, l'adolescence, l'âge adulte, c'est presque toujours à la suite d'une maladie grave qu'on voit une ptose survenir.

J'ai relevé avec soin les antécédents de toutes les scolioses que j'ai eues à soigner, et dont le nombre aujourd'hui s'élève à 158, et j'ai trouvé 99 fois la scarlatine, 15 fois la rougeole et 5 fois la fièvre typhoïde comme le point de départ de ces scolioses, qui avaient débuté dans la convalescence de ces infections. La coqueluche, les affections du poumon ont été par Kirmisson, signalées comme origine de ces déviations de la colonne vertébrale. Cependant, dans mes observations, cette cause m'a paru moins fréquente que mon distingué collègue ne le dit.

J'ai en 1893 signalé au congrès de chirurgie des prolapsus utérins se produisant chez les vierges dans la convalescence de fièvre typhoïde.

En interrogeant des ectopies rénales, que de fois il m'a été facile de faire dire au malade qu'à la suite d'une grave infection grippale, typhique scarlatineuse, avaient maigri, avaient eu une convalescence pénible dans laquelle elles avaient été très faibles, et que c'est en effet à partir de cette époque qu'elles avaient commencé à souffrir de leur rein !

Dans ces cas, on est en droit d'admettre que dans cette infection générale, le système nerveux a été touché par des toxines, et qu'il en est résulté une dystrophie générale ou partielle, cause de ces ptoses.

Chez les ptosiques on trouve souvent de la tuberculose. Est-ce à dire que la tuberculose agisse pour produire les ptoses ? Comme maladie infectieuse, elle produit en effet des troubles dystrophiques, et les ptoses peuvent survenir dans ces conditions.

Mais il faut bien savoir que le tempérament ptosique donnant naissance à des ptoses vasculaires, d'où résultent sur certains points de l'économie, aux extrémités principalement, des stases veineuses et lymphatiques, crée des conditions éminemment favorables au développement de la tuberculose. Celle-ci serait donc plus souvent la conséquence du tempérament ptosique, que la ptose ne relèverait d'elle.

Influence du traumatisme

Le traumatisme peut, dans quelques cas, être la cause occasionnelle qui, chez une prédisposée, fait apparaître la ptose.

Cette cause a été relevée dans nombre d'observations. Pour les hernies de force, elle est indiscutable et admise par tous.

Pour les ptoses viscérales, on l'admet également dans un certain nombre de cas.

A la suite d'une chute d'un lieu élevé le corps restant droit, et les talons supportant le poids du corps, on a vu se produire des déplacements du rein, de l'utérus.

Chez des sujets amaigris dont le système musculaire souffre, on a vu encore se produire des ptoses à la suite d'un simple effort de toux, de vomissement, de défécation.

M. Brault dans son article sur l'ectopie rénale en cite des exemples.

Le prolapsus rectal, apparaît souvent à la suite d'un effort, de même voit-on sous l'influence de l'effort le prolapsus utérin augmenter.

Mais encore une fois, dans ces cas, l'effort n'est que la cause occasionnelle de l'apparition d'une ptose préparée par des troubles antérieurs.

Influence de la grossesse

Comme cause occasionnelle chez la femme, la grossesse et l'accouchement jouent un grand rôle.

Par les infections qui peuvent succéder à la grossesse, dans lesquelles le système nerveux peut être touché, celle-ci pourra provoquer des ptoses.

Mais c'est surtout par suite des modifications qui se produisent sur la sangle abdominale pendant la grossesse par le fait de la distension de cette sangle qui ne reprend pas après l'accouchement sa tonicité antérieure, par le traumatisme que subit le releveur de l'anus au moment de l'accouchement, par cette destruction fréquente plus ou moins complète du plancher périnéal résultant de la déchirure de la vulve, que la grossesse devient cause productive de ptoses.

Pour le prolapsus utérin, pour la cystocèle, ptose de la paroi inférieure de la vessie, pour la rectocèle, ptose de la paroi antérieure du rectum, la chose est indiscutable, et avec Trélat, Duplay, Chaput, Bouilly, nous avons surabondamment démontré le fait.

L'influence de la grossesse a été plus discutée pour les autres ptoses abdominales.

Linder, Brault faisant remarquer que le rein mobile entre autres se voyait chez l'homme, et autant si ce n'est plus chez les nullipares (1), arrivent à nier l'influence de la grossesse.

C'est aller trop loin. Les hommes, de même les nullipares qui présentent des ectopies rénales, ont une sangle abdominale insuffisante, maintenant mal les viscères abdominaux ; et si cette insuffisance peut se produire en dehors de la grossesse, cela ne veut pas dire que celle-ci par son action dystrophique ne puisse être cause des ptoses, qui ne se seraient pas produites sans cette cause adjuvante.

On ne saurait encore nier l'influence de la grossesse sur la production de ces ptoses vasculaires, les varices, qui se développent pendant son cours.

Il est d'ailleurs à remarquer que tous ces troubles ptosiques de la grossesse ne se produisent que grâce à une prédisposition.

Si, dès la première grossesse, vous voyez des femmes ayant une paroi abdominale tout à fait flasque, par contre il existe des femmes, des familles où des grossesses peuvent se succéder, et où il ne se produit après ces grossesses aucune tendance au relâchement de la paroi, ni aux chutes d'organe. Dans ce cas, les muscles abdominaux comme le releveur retrouvent après l'accouchement leur tonicité normale, et accomplissent normalement leurs fonctions.

INFLUENCE DU SEXE

Les ptoses se constatent sur l'homme, comme sur la femme. Cependant la femme à cause de l'accouchement, de sa vie plus sédentaire, moins apte à développer le système musculaire, de son tempérament nerveux plus développé, fournit le plus grand nombre des ptoses que nous avons à soigner, surtout quand il s'agit des ptoses abdominales.

(1) Linder donne comme statistique de l'ectopie rénale 24 nullipares, 10 primipares, 30 multipares ; Küttner donne 40 nullipares, 10 primipares, 44 multipares.

Toutefois, la proportion exacte est difficile à établir. Chaque sexe possède en effet des ptoses qui lui sont spéciales. Si la femme a le prolapsus utérin, l'homme a le varicocèle, l'allongement du scrotum ; mais, en dehors de ces ptoses absolument spéciales, il est à remarquer que l'homme a le pas sur la femme pour certaines ptoses, tandis que la femme l'a sur l'homme pour d'autres.

Par exemple, si on trouve la dilatation d'estomac chez l'homme et la femme, mais encore plus chez la femme (Delbet), il est incontestable que la femme est plus sujette aux autres ptoses viscérales.

C'est chez elle qu'on a noté l'hépatoptose, où la pression des corsets peut être invoquée pour expliquer cette descente du foie, dans un abdomen d'ailleurs mal soutenu par les muscles abdominaux.

L'ectopie rénale qui se voit bien chez l'homme est également bien plus fréquente chez la femme, puisque Landau nous donne 275 ectopies rénales chez la femme, pour 41 chez l'homme ; Kuttner 584 ectopies rénales chez la femme pour 82 chez l'homme. Bruhl réunissant toutes ces statistiques trouve 1028 ectopies chez la femme et 148 seulement chez l'homme.

L'Entéroptose est également plus fréquente chez la femme que chez l'homme.

D'après Delbet le prolapsus rectal, résultant également d'une faiblesse du périnée et d'une faiblesse du releveur, serait un peu plus fréquent chez la femme que chez l'homme.

Par contre, les hernies de force, comme de faiblesse, se voient dans une proportion bien plus grande chez l'homme que chez la femme.

Celle-ci cependant est plus sujette aux scolioses essentielles de l'adolescence, les seules que nous étudions ici ; B. Roth compte 185 scolioses chez la femme sur 200 cas observés ; Kœlliker donne la proportion suivante, 577 chez la femme et 144 chez l'homme.

Par contre, l'homme paraît plus disposé aux ptoses vasculaires. Briquet considérait que la proportion des varices était 3 fois plus forte chez l'homme que chez la femme.

AGE DES PTOSIQUES

Le tempérament ptosique se manifeste dès la naissance. On naît ptosique, et on peut relever chez les enfants tous les stigmates qui peuvent faire pronostiquer les malaises, dont ils souffriront plus tard.

Les enfants disposés aux ptoses ont de bonne heure des dilatations stomacales ; des prolapsus de la muqueuse rectale dus à une insuffisance du sphincter anal ; ils ont des tissus mous, un scrotum allongé ; de bonne heure, ils auront des hémorrhoïdes, du varicocèle comme dernièrement le signalait Broca.

Ils sont sujets aux engelures dues à des ptoses vasculaires, dont on se rend aisément compte en regardant les mains violacées, sur lesquelles elles se développent.

Chez ces enfants, très souvent on trouve des hernies congénitales, des ectopies testiculaires, résultant d'un arrêt de développement avec lequel coexiste toujours une faiblesse congénitale éminemment favorable aux ptoses. Il est d'ailleurs à remarquer que dans les antécédents héréditaires de ces arrêts de développement, on retrouve les mêmes causes que nous avons relevées dans les antécédents des ptosiques. Ceci vient encore à l'appui de l'idée que nous soutenons, que la diathèse ptosique est due à une sorte de faiblesse congénitale des centres nerveux.

Pendant l'adolescence, nous relevons surtout les ptoses articulaires, telles que la scoliose, le genu valgum, qui, je le répète, sont pour moi des affections ptosiques au premier chef, relevant, ainsi que je m'efforce de le démontrer, d'un trouble musculaire.

Prenez en effet l'étiologie du genu valgum, vous verrez que cette affection se développe chez des enfants qu'on fait travailler trop jeunes, chez de jeunes bouchers, des palefreniers. Ce sont des enfants qui ont grandi vite, mais dont les muscles ne sont pas encore complètement développés.

Courageux ou par nécessité, ils font une trop forte dépense d'influx nerveux pour suppléer à leur insuffisance musculaire, et il arrive un moment où il n'en reste pas assez pour maintenir la tonicité et la synergie musculaire, qui empêche les surfaces osseuses de se dévier. Celles qui se dévient sont celles qui travaillent le plus, celles du genou, de la colonne vertébrale ; il se produit des *genu valgum*, de la tarsalgie, de la scoliose chez les filles.

Le *genu valgum* vient chez les bouchers parce que, portant un lourd panier sur la tête, pour augmenter leur base de sustention, ils écartent les jambes, et font alors travailler leurs muscles adducteurs qui s'opposent aux déplacements du genou en dedans. Ceux-ci devenant insuffisants, le ligament n'étant plus soutenu, cède, l'os se déplace et par le fait de cette loi qu'on peut facilement établir par les faits physiologiques, *l'os déplacé pendant l'accroissement se déforme*, sa forme s'adaptant à sa nouvelle position.

C'est, comme on le voit, le rajeunissement de la théorie musculaire que Duchesne, de Boulogne, avait émise pour le *genu valgum*.

Pour la tarsalgie, nous avons encore comme sujets des enfants, des adolescents qui sont obligés de se tenir longtemps sur leurs jambes et de faire travailler les muscles extenseurs, fléchisseurs, adducteurs et abducteurs pour maintenir le pied droit, et l'empêcher de se dévier soit à droite soit à gauche. Là, l'action synergique des muscles est évidente, nécessaire. Mais, cette action synergique ne peut se maintenir que si le tonus de tous les muscles peut se contrebalancer. Que la tonicité d'un muscle disparaisse, diminue, le muscle opposé devient prépondérant et fait dévier le pied. C'est ce qui se produit dans la tarsalgie, où tous ces troubles fonctionnels musculaires se compressent d'autant plus facilement qu'ils sont sous la dépendance de troubles nerveux ; la tarsalgie étant une maladie nerveuse ainsi que je l'ai établi chez des malades présentant des troubles hystériques. (Congrés de Chirurgie, 1898.)

La scoliose essentielle de l'adolescence est encore pour moi une affection relevant de troubles musculaires analogues, et due à ce que les muscles vertébraux qui, situés de chaque côté de la colonne vertébrale, la maintiennent droite par leur action opposée, se contrebalançant, d'un côté faiblissent. L'action synergique ne se faisant pas d'une façon égale, la colonne vertébrale se dévie.

Le fait que la scoliose essentielle, celle de l'adolescence, est souvent précédée de troubles choréiformes, comme je l'ai noté, ou qu'elle se développe surtout chez les jeunes filles au moment de la formation des règles, lorsqu'il se produit des troubles du côté du système nerveux, et que la préparation de cette fonction semble empêcher celui-ci de veiller au bon fonctionnement du reste de l'économie, vient à l'appui de la théorie que nous soutenons.

Nous aurons encore la preuve que ces lésions sont bien de nature ptosique, en suivant dans la vie ces malades, et en les voyant nous donner le plus grand contingent des ptoses viscérales, ectopies rénales, hépatoptoses, prolapsus utérins, qui se développeront dans l'âge adulte, de 20 à 40 ans.

C'est l'âge où toutes ces ptoses se succèdent en effet chez la femme. Aux accouchements, la ptosique se révélera quelquefois par la facilité à accoucher presque sans douleur. Mais elle se révélera surtout par la flaccidité du ventre qui succède à l'accouchement, par son atonie utérine, qui la dispose aux hémorrhagies *post parturis* aux rétentions de débris placentaires, à la subinvolution utérine, due à ce que l'utérus ne revient pas sur lui-même par défaut de tonicité utérine. L'utérus mal soutenu par le releveur se prolabera en arrière ; rétroversion (premièr degré du prolapsus) ; puis il s'abaissera, et si la vulve est déchirée, si le plancher périnéal, comme je l'ai dit plus haut, fait défaut, la descente s'effectuera plus ou moins rapidement.

C'est encore l'âge des varices, des hernies, et, chez l'homme, du varicocèle.

INFLUENCE DE LA SÉNILITÉ

Avec la sénilité, toutes les ptoses s'accentuent, ptoses de l'adolescence, de l'âge adulte, ptoses articulaires, ptoses viscérales, ptoses vasculaires. Vous pouvez vous en rendre compte en prenant chaque ptose en particulier.

La scoliose qui avait progressé pendant l'adolescence (lorsque la musculature encore faible était en voie d'accroissement), et s'était arrêtée pendant l'âge adulte, au moment où la force musculaire est à son apogée, va, la sénilité arrivant, les dégénérescences séniles des muscles se produisant, augmenter. C'est alors que les tailles s'affaissent et se déforment à l'extrême ; et je trouve là un argument de plus à faire valoir pour la théorie musculaire de cette affection.

Il en est de même du *genu valgum* ; celui-ci se développe dans l'adolescence, pendant l'âge adulte il reste le plus souvent stationnaire, et dans la vieillesse, ainsi que j'ai pu le constater sur huit malades, le *genu valgum* comme la scoliose s'accentue.

Il en est encore de même pour le prolapsus utérin. C'est aux approches de la sénilité, vers 50, 60 ans, que l'utérus se prolabe de plus en plus, et opérant sa descente finit par faire hernie hors de la vulve.

C'est l'âge également des belles éventrations, des hernies perdant le droit de domicile, des varices, des grands prolapsus rectaux.

Le développement de toutes ces lésions au moment où la sénilité frappe le système nerveux, où les muscles s'atrophient et subissent la dégénérescence graisseuse, montre bien l'influence des lésions du tonus musculaire, fatalement insuffisant à cet âge, sur la production de ces ptoses.

ASSOCIATION DES PTOSES. — ASPECT DES PTOSIQUES.

Nous avons à plusieurs reprises insisté sur ce fait que les ptoses sont exceptionnellement isolées.

Tous les auteurs ont été frappés de ce fait. Glénard, Bouchard, Mathieu, Tuffier, Thiriar, Landau.

Nous ne verrons jamais ou que très rarement une ectopie rénale sans trouver une dilatation stomacale, souvent de l'Entéroptose. Glénard disait toujours, Ewald et Seuator quelquefois, souvent un prolapsus utérin plus ou moins accentué depuis la rétroversion jusqu'à la ptose complète.

Vous trouverez encore si vous portez vos recherches de ce côté, une colonne vertébrale scoliotique, des varices.

Or, la coexistence de ces ptoses articulaires, vasculaires sur lesquelles j'insiste, ruine toutes les théories données pour expliquer autrement que par une diathèse générale, cette association de ptoses.

C'est ainsi que Glénard admettait que le rein mobile était entraîné par la chute du gros intestin, primitive. Mais on a objecté que le rein mobile pouvait exister sans Entéroptose.

Landau, Knapp admettent encore que le prolapsus utérin entraînerait la mobilité du rein. Pour Knapp, dans les prolapsus utérins, il y aurait tiraillement des uretères, et par suite retentissement sur le rein.

Mais j'ai vu l'ectopie rénale sans prolapsus utérin, et par contre des prolapsus utérins très complets sans ectopies. Toutes ces théories naissent de l'examen d'un cas particulier, et tombent si on tient compte de l'ensemble des faits.

En faveur encore de l'idée qu'il existe là une diathèse générale, vient l'habitus particulier des ptosiques.

Ceux-ci ont en effet un aspect caractéristique, qui me fait faire souvent devant mes élèves le diagnostic à distance.

Le type de la ptosique femme est une femme maigre brune, le plus souvent grande, aux yeux noirs brillants, peu musclée, très nerveuse, ayant les pleurs et le rire faciles, femme souvent intelligente, très artiste, donnant à première vue l'impression que la lame use ici le fourreau.

Cependant toutes les porteuses de ptoses ne répondent pas à ce signalement.

A côté de la ptosique arthritique nerveuse existe la ptosique lymphatique nerveuse molle à tissu gras, ayant eu des végétations adénoïdes, des hypertrophies amygdaliennes, des engelures, ayant peu de ressort, se laissant abattre par le plus petit malaise, et que le médecin est obligé de remonter.

Tandis que la première sera prédisposée aux manifestations hystériques, la seconde au contraire aura plus de tendance à la neurasthénie.

TROUBLES STOMACAUX CHEZ LES PTOSIQUES

On peut dire, sans crainte de se tromper, que presque tous les ptosiques ont des troubles stomacaux. J'ai recherché ces troubles dans toutes les variétés de ptoses que je vous ai signalées, et je les ai constamment trouvées, quelle que fût la ptose.

Dans les ptoses viscérales, ainsi que nous l'avons dit au début, cette coïncidence de troubles stomacaux avec les ptoses est tellement fréquente, que tous les auteurs qui se sont occupés de la question, l'ont signalée (Glénard, Bouchard, Mathieu, Landau, Albarran, Tuffier ,etc.)

Avec l'aide de mon ami, M. Loiseau, pharmacien et chimiste distingué, et de mon interne en pharmacie, M. Driget, j'ai fait faire l'analyse du suc gastrique de 19 femmes atteintes de ptoses multiples, scoliose, rein mobile, prolapsus utérin, éventration ; cette analyse était faite après un repas d'épreuve pris le matin à jeun. Or, j'ai trouvé dix fois une dilatation stomacale atonique avec plus ou moins d'hypochlorhydrie ; trois fois, j'ai trouvé un excès d'acide lactique dû à des fermentations dans des estomacs qui se vidaient incomplètement ; trois fois, l'examen m'a révélé de l'hyperchlorhydrie chez des malades présentant des douleurs gastralgiques, et deux fois la présence de globules sanguins dans le liquide a fait soupçonner un ulcus rodens.

Cette lésion ne doit pas nous surprendre, si nous rappelons que les ptosiques sont d'après nous des nerveux, et que l'ulcère de l'estomac relève lui-même du nervosisme ; trois fois seulement l'analyse paraissait normale.

Ces résultats sont d'ailleurs concordants avec ceux qu'on a signalés dans l'ectopie rénale. Verhoogen et Godard avaient noté avec cette affection la coïncidence des dilatations stomacales, par atonie, avec hypochlorhydrie, tandis que Mathieu avait attiré particulièrement l'attention sur ces crises gastralgiques avec hyperchlorhydrie, et sur ces crises de vomissements, que présentent quelques femmes atteintes de rein mobile.

Dans les ptoses articulaires, telles que le genu valgum, la scoliose essentielle, les luxations liées aux paralysies infantiles, les troubles stomacaux sont également la règle ; et, dans ces cas, on a affaire, surtout d'après mes observations personnelles, à la dilatation stomacale par atonie, avec plus ou moins d'hypochlorhydrie.

Il y a d'ailleurs longtemps que ces troubles avaient frappé tous les auteurs qui se sont occupés de ces déviations articulaires. C'est de cette constatation qu'est née cette théorie du rachitisme tardif, pour expliquer tout ce nous regardons aujourd'hui comme ptoses ; or, ce rachitisme tardif dériverait d'une mauvaise alimentation due à un estomac et un intestin fonctionnant mal. C'est la théorie qu'a soutenue Lorenz, à laquelle s'est rallié M. Kirmisson. Qu'il existe en effet des scolioses rachitiques chez les enfants, je ne le conteste pas; mais je crois que pour la scoliose essentielle, pour le *genu valgum*, ce rachitisme tardif, mystérieux, ne se manifestant que sur un seul point de l'économie, est une de ces explications obscures qui n'expliquent rien.

La théorie du rachitisme se heurte d'ailleurs contre ce fait que c'est à la suite d'infections graves, où la moelle a pu être touchée, tout au moins fonctionnellement que ces ptoses articulaires apparaissent, et que c'est consécutivement à l'apparition de troubles névropathiques, tels que manifestations choréiques, manifestations hystériques, qu'on les constate.

La théorie névro-musculaire, que j'ai développée, peut seule répondre à tous ces faits.

Quoi qu'il en soit nous trouvons encore dans la présence de ces mêmes troubles stomacaux, dans les ptoses viscérales aussi bien que dans les ptoses articulaires, un lien qui doit servir à les rapprocher, et à les rattacher à la même cause générale, qui fait apparaître en même temps atonie stomacale et ptoses articulaires ou viscérales.

THÉRAPEUTIQUE

Nous trouvons des arguments pour les idées que nous avons soutenues en comparant les résultats obtenus par les différents traitements institués contre les ptoses.

Je n'ai toutefois pas la prétention de les passer un à un en revue. S'il ne s'agissait que d'une ptose je le ferais ; mais mon rapport n'a pas eu pour but d'étudier chaque ptose en particulier, mais seulement la ptose en général, et je ne dois rester ici que sur des vues d'ensemble.

Il existe contre ces ptoses deux traitements : un général, un local.

Le traitement général auquel on a été conduit empiriquement réside surtout dans les massages, l'hydrothérapie, la bonne hygiène, le repos, la vie au grand air.

Ptoses viscérales, ptoses articulaires, ptoses vasculaires, toutes bénéficient de cette thérapeutique. Tous les auteurs sont unanimes à le reconnaître. Ne voyons-nous pas en effet l'hydrothérapie, les massages rendre des services dans l'Entéroptose, la dilatation stomacale, les ectopies rénales, les hépatoptoses ? Le massage n'est-il pas encore dans ces ptoses un adjuvant précieux du traitement ; et dans ces derniers temps à la suite de Thure-Brandt on a vu avec succès masser des débuts de prolapsus et des rétroversions utérines.

Pour les ptoses articulaires l'utilité de ce traitement général est encore moins discutable.

Tout le monde est d'accord pour reconnaître que ce qui arrête le mieux les progrès d'une scoliose c'est le massage, la bonne hygiène, la vie au grand air, l'hydrothérapie, la gymnastique. Si nous nous occupons des ptoses vasculaires, nous voyons encore que l'hydro- thérapie, les médicaments qui peuvent réveiller la tonicité de la fibre lisse sont les agents les plus actifs du traitement.

D'autre part, nous savons quelle importance a la suppression de l'alcool dans le traitement des variqueux. Verneuil avec raison avait montré que celui-ci agissant sur le système nerveux était un des facteurs les plus puissants du trouble trophique qui amenait varices et ulcères variqueux.

Or ce traitement général ainsi compris ne doit réussir que parce qu'il tonifie l'économie générale, et agissant par conséquent sur le système nerveux, lutte contre cette débilité congénitale ou acquise, à laquelle sont dues toutes ces ptoses.

En voyant ce traitement identique formulé contre toutes les ptoses circulaires, viscérales, vasculaires, et réussir quelle que soit la ptose, nout trouvons un argument pour admettre qu'il n'y a qu'une cause unique contre laquelle le traitement est dirigé, qui préside à leur genèse.

A côté du traitement général, avons-nous dit, existe le traitement local.

Celui-ci est orthopédique, ou chirurgical. Dans l'orthopédie nous trouvons tous les appareils, toutes les ceintures, tous les bandages destinés à soutenir les organes prolabés, et à chercher en les remet- tant en place, à les y maintenir.

Pendant longtemps ces bandages ont été la seule thérapeutique locale opposée aux ptoses. Si on a de la tendance à la délaisser pour l'acte chirurgical, toutefois il ne faut pas l'abandonner, car, quel que soit le minimum de risques que fait courir l'opération, elle est moins dangereuse et peut rendre des services.

Pour les ptoses articulaires, nous voyons avec les corsets rigides en cuir moulé, en plâtre, chercher dans la scoliose à redresser la colonne vertébrale, et redressée, à l'empêcher de se dévier davantage dans le genu valgum avec les appareils à attelle rigide chercher à limiter la déviation, et chercher progressivement à la corriger par un redresse- ment lent et progressif. Or si tous ces appareils ont de plus en plus été relégués au second plan, et cèdent de plus en plus le pas au redressement rapide par les appareils suspenseurs de Sayre pour la scoliose à l'ostéotomie ou à l'ostéoclasie pour le genu valgum, il n'en est pas moins avéré que ces appareils ont leur utilité ; que mis régulièrement, on arrive si ce n'est à corriger les déviations, comme on le croyait autrefois, tout au moins à les arrêter. Or si on arrête ces déviations par des appareils qui ne peuvent que lutter contre l'action musculaire et la pesanteur, c'est que la cause de la déviation réside en dehors du système osseux ; que la déformation de celui-ci comme nous l'avons dit plus haut est consécutive à la déviation, et n'est pas facteur de cette déviation. Car si la cause primitive résidait dans l'os, malgré tous les appareils l'os continuerait à se déformer, et ceci me fournit un argument en faveur de cette théorie névro-musculaire, — de la scoliose essentielle, qu'avait déjà émise J. Guérin, à la suite de Mayor, Delpech-Boyer, et que je viens de nouveau de défendre devant vous.

Pour les ptoses viscérales l'orthopédie nous fournit des bandages, des pelotes, qui agissent soit en soutenant directement l'organe, comme les pessaires pour le prolapsus, soit en fermant une déchirure de la paroi abdominale (bandages herniaires), soit en doublant la sangle abdominale antérieure insuffisante, par une sangle élastique.

Cette dernière action est de beaucoup la plus efficace, et on peut s'en rendre compte en analysant l'action de ces ceintures abdominales de toute nature proposées pour l'entéroptose, la splenoptose, l'hépatoptose, l'ectopie rénale.

Dans le principe, à ces ceintures en tissu élastique on avait adjoint des pelotes qui devaient s'appuyer sur le viscère prolabé, le réduire et le soutenir.

Or on s'est aperçu vite que ces pelotes utiles pour boucher un trou, pour renforcer une partie faible de la sangle abdominale, comme dans les éventrations, les hernies, ne servent à rien contre les ptoses des viscères, flottant dans la cavité abdominale.

S'il est très difficile pour un médecin d'appliquer ces pelotes, il est encore plus difficile pour le malade de le faire, et vous avez pu tous comme moi constater que jamais elles ne sont régulièrement placées. Ce n'est donc pas par la pelote que la ceinture soulage, mais parce qu'elle remplace une sangle abdominale insuffisante, par une sangle artificielle élastique.

Rien ne démontre mieux que ce soulagement obtenu par les ceintures, combien la faiblesse de la paroi abdominale, disons le tonus musculaire insuffisant des muscles abdominaux, joue le rôle principal dans la genèse de ces ptoses.

Mais ces ceintures sont difficiles à bien appliquer, et à suivre les contours de l'abdomen ; elles nécessitent le port de sous-cuisses que les malades ont de la difficulté à mettre. Dans ces conditions elles se déplacent, et les malades n'en retirent plus le bénéfice qu'on était en droit d'espérer.

Pour ces raisons je crois avantageux de remplacer pour ces ptoses abdominales les ceintures par le port d'un corset dont l'idée première a été donnée par notre collègue et ami le D^r d'Hotman de Villiers : ce corset a la forme d'un de ces corsets dits nouveaux, qui prennent bien les hanches, et dont le busc antérieur descend presque jusqu'au niveau du pubis. Il se lace par-devant, en commençant à serrer le lacet de bas en haut, jusque dans la région épigastrique où l'on serre un peu plus lâche. L'abdomen ainsi se trouve remonté, et les organes abdominaux comprimés uniformément.

J'ai été frappé de voir qu'on obtenait avec ce corset des résultats bien plus constants et durables qu'avec les ceintures habituelles. Je l'avais recommandé à plusieurs malades atteintes d'ectopies rénales avec dilatation stomacale, entéroptose, et toutes après essai de ce corset me sont revenues en chantant ses louanges, et disant qu'elles ne souffraient plus. Pour quelques-unes le résultat était tellement complet qu'elles ne voulaient plus entendre parler d'opération, que j'avais préalablement proposée.

Tout ceci viendrait donc démontrer l'importance, sur laquelle j'insiste tant, de l'intégrité de la sangle abdominale.

Il nous reste à examiner les résultats du traitement chirurgica auquel en dernier lieu on doit avoir recours, lorsque le traitement orthopédique a échoué.

Celui-ci se propose de redresser et remettre les organes en place, et une fois remis en place de les maintenir.

Pour les ptoses articulaires, telles que le genu valgum, la tarsalgie, les luxations paralytiques, le programme peut en grande partie être réalisé. En effet, pour remettre les os en position, on est obligé d'avoir recours aux ostéotomies, aux ostéoclasies ou aux résections et par le fait des cals qui s'ensuivent, des ankyloses fibreuses qui en résultent, la mise en place des surfaces osseuses se maintient.

Pour les ptoses viscérales, il n'en est plus de même aussi facilement.

Si nous voulons en effet maintenir en place un organe flottant dans la cavité abdominale, telle que le rein, le foie, la rate, l'utérus, nous ne pouvons y arriver qu'en créant des adhérences, qui le retient fixé contre un point de la paroi abdominale où il doit être en situation normale, ou contre un point voisin de cette situation.

Mais ces adhérences constituées par du tissu fibreux, auront, comme les ligaments, tendance à se laisser allonger par l'action de la pesanteur, s'ils n'ont pas une paroi musculaire suffisante pour les soutenir. Et c'est en effet ce que nous voyons et ce que nous indique encore la grande variété des procédés émis pour créer ces adhérences.

Que ce soit le rein, le foie, la rate, on a commencé par se contenter de fixer l'organe au moyen de sa capsule propre à la paroi abdominale (opération de Gérard-Marchant, de Richelot pour le foie, de Hahn, de Bassin pour le rein, de Tuffier pour la rate). Mais les adhérences ainsi obtenues dans un certain nombre de cas suivis se sont laissés allonger et l'organe est redevenu mobile.

On a cherché à rendre ces adhérences plus résistantes en dénudant un point de la surface de l'organe ectopié, point qu'on doit mettre en contact avec la paroi abdominale (opération de Lannelongue, de Faguet pour l'hépatoptose, de Tuffier pour le rein mobile).

Or ce procédé que j'ai employé pendant longtemps pour le rein mobile m'a donné quelques insuccès ; j'ai vu le rein s'abaisser; or, ce que j'ai vu, d'autres l'ont vu probablement; car c'est ce qui a dû comme moi les faire recourir aux points de suture traversant le tissu de l'organe, et venant l'appliquer contre la paroi abdominale, procédé de Guyon pour le rein, de Legueu pour le foie, de Tuffier pour la rate, de Picqué pour l'utérus.

Tous ces procédés n'ont pas encore paru suffisants à M. Depage de Bruxelles, puisqu'il proposait encore dans l'hépatoptose la résection d'une portion de la paroi abdominale, pour remédier à son relâchement! Mais diminuez sur un point une sangle qui a perdu son élasticité, elle cède sur un autre, et l'opération ne me paraît pas devoir être très recommandable. Il en est ici comme des hernies de faiblesse, où quand on a rétréci l'anneau, on a toujours à craindre de voir au-dessus du point renforcé la paroi abdominale de nouveau céder, et une nouvelle hernie, ou une tendance à l'éventration se produire.

Cette crainte n'existe plus quand on a affaire à des hernies congénitales où les muscles abdominaux sont résistants, et où la fermeture de l'anneau et la réduction de l'intestin sont toujours suivies d'une guérison définitive.

Mais tous ces faits ne montrent-ils pas, pour quiconque réfléchit, que si pour remédier à une ptose il est si important de penser à la réfection de cette sangle abdominale, c'est que celle-ci doit jouer le principale rôle pour maintenir les organes en place ?

Nous en avons encore la preuve, et je finis par là, en regardant ce qui se passe pour le prolapsus utérin. Ici ce n'est pas la faiblesse de la paroi antérieure abdominale qu'il faut surtout mentionner ; si elle est affaiblie elle laisse la masse intestinale appuyer sur l'utérus et aider à sa descente, mais ce n'est là qu'un rôle accessoire. Le rôle principal est tenu par le releveur de l'anus : C'est le muscle qui constitue la paroi inférieure de l'abdomen, qui la ferme, comme le diaphragme le ferme par en haut. C'est lui qui soutient l'utérus en grande partie, pendant que par en haut ses ligaments le maintiennent dans la position verticale.

Mais qu'il perde sa tonicité à la suite de la grossesse, l'utérus s'abaisse, — et son action va être démontrée encore par le résultat des opérations.

L'opération d'Alexander, le raccourcissement des ligaments l'hystéropexie, c'est-à-dire la suture de l'utérus à la paroi abdominale, faite contre le prolapsus, ne donnent jamais de bons résultats. Elles exposent aux inversions, aux tiraillements, à la récidive; l'utérus continue de descendre et entraîne la paroi à laquelle il est attaché.

On a donc été amené pour remédier à cette faiblesse du releveur d'essayer de faire un second plancher situé au-dessous de lui, et on y y arrive par les colporrhaphies larges, la fermeture de la vulve, les cloisonnements vaginaux de Lefort; ou encore en essayant de remplacer le releveur par une cloison fibreuse, obtenue en provoquant dans le cul-de-sac de Douglas des adhérences par le drainage à la gaze iodoformée. Je suis arrivé ainsi à opérer un certain nombre de prolapsus. J'ai obtenu des guérisons. Malheureusement je ne les ai pas suffisamment suivies pour savoir si elles ont été durables, et si mes adhérences ont persisté.

Dans ces derniers temps, M. Delbet et M. Gérard-Marchant se sont attaqués enfin directement au releveur et ont cherché si en rassemblant les fibres écartées de ce muscle on ne pouvait arriver à refaire ce plancher musculaire. Rien ne peut démontrer mieux son importance.

Tout concourt donc à affirmer cette théorie de la faiblesse musculaire; je précise plus, et je dis du tonus musculaire dans la genèse de ces ptoses.

Dernièrement, M. Censier (de Bagnoles) m'envoyait une observation intéressante de femme ayant eu de l'hypertrophie amygdalenne, des végétations adénoïdes, des varices précoces, de l'hydarthrose des genoux, de la dilatation stomacale, de la dilatation cæcale, de la paresse intestinale, et, frappé de ces ptoses multiples, n'hésitait pas à les rattacher à une sorte de faiblesse nerveuse qu'il qualifiait, rentrant tout à fait dans mes idées, d'hypotonie nerveuse, indiquant par là qu'elle devait agir sur le tonus musculaire. Complètement d'accord sur ce point avec mon confrère, j'accepte ce mot d'hypotonie, et qualifierais volontiers comme lui mes ptosiques d'hypotoniques.

C'est sur ce mot que je finis.

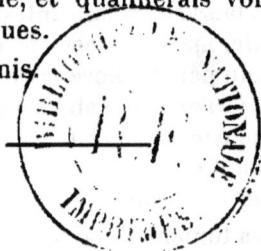

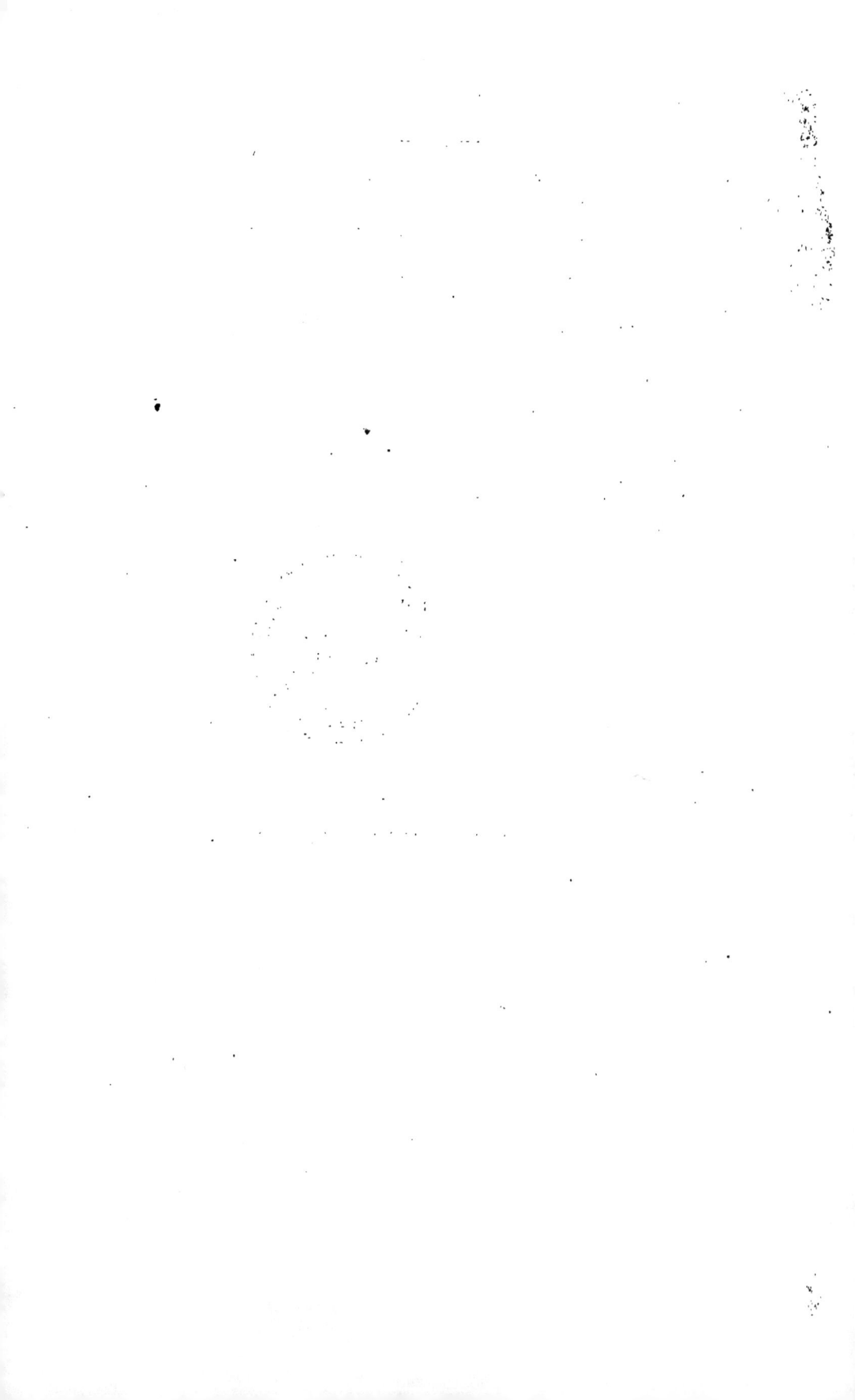

RAPPORT DE M. DOLÉRIS

Membre de la Société Médico-Chirurgicale.

Le manuscrit de M. Doléris n'ayant pas été remis en temps utile, son rapport n'a pu être imprimé en même temps que les rapports de MM. Glénard et Reynier.

Il sera publié dans le Bulletin contenant le compte rendu in extenso de la séance plénière du 14 mai.

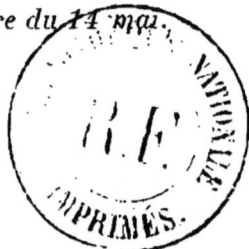

6

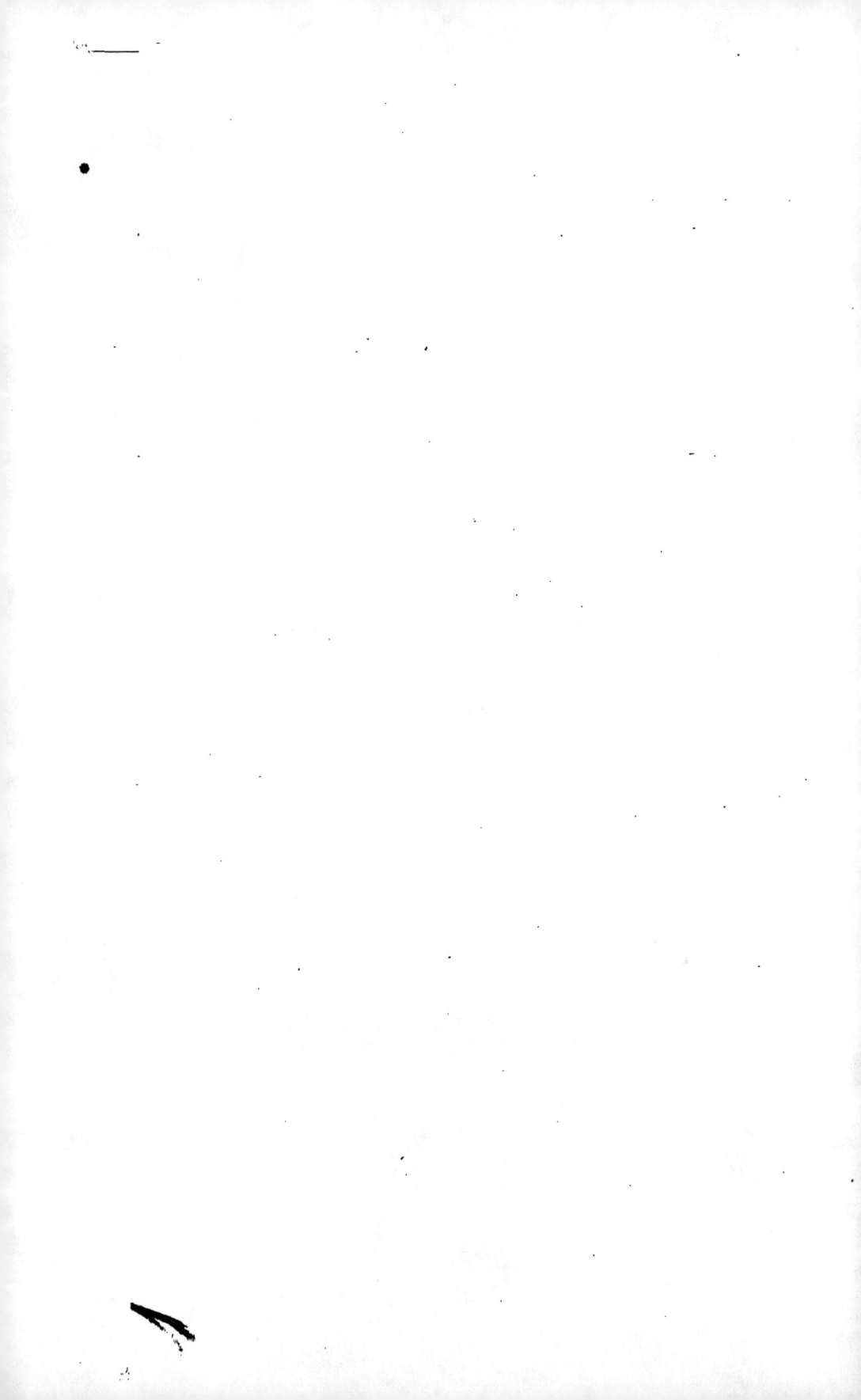

www.ingramcontent.com/pod-product-compliance
Lightning Source LLC
Chambersburg PA
CBHW071221200326
41519CB00018B/5633